BRAIN TRAINING
두뇌 홈트레이닝 ①

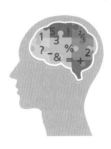

Foreign Copyright:
Joonwon Lee   Mobile: 82-10-4624-6629
Address: 3F, 127, Yanghwa-ro, Mapo-gu, Seoul, Republic of Korea
           3rd Floor
Telephone: 82-2-3142-4151
E-mail: jwlee@cyber.co.kr

BRAIN TRAINING
두뇌 홈트레이닝 ①

2017년 4월 20일 1판 1쇄 발행
2025년 2월 5일 1판 15쇄 발행

지은이 | 박주홍
펴낸이 | 최한숙
펴낸곳 | BM 성안북스
주소 | 04032 서울시 마포구 양화로 127 첨단빌딩 3층(출판기획 R&D 센터)
      | 10881 경기도 파주시 문발로 112 파주 출판 문화도시(제작 및 물류)
전화 | 02) 3142-0036
     | 031) 950-6378
팩스 | 031) 950-6388
등록 | 1978. 9. 18. 제406-1978-000001호
출판사 홈페이지 | www.cyber.co.kr
이메일 문의 | smkim@cyber.co.kr
ISBN | 978-89-7067-324-0 (13510)
정가 | 18,000원

이 책을 만든 사람들
책임 | 최옥현
기획 | 김상민
진행 | 북케어(www.bookcare.net)
디자인 | 박원석
홍보 | 김계향, 임진성, 김주승, 최정민
국제부 | 이선민, 조혜란
마케팅 | 구본철, 차정욱, 오영일, 나진호, 강호묵
마케팅 지원 | 장상범
제작 | 김유석

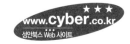

■ 도서 A/S 안내

성안북스에서 발행하는 모든 도서는 저자와 출판사, 그리고 독자가 함께 만들어 나갑니다.
좋은 책을 펴내기 위해 많은 노력을 기울이고 있습니다. 혹시라도 내용상의 오류나 오탈자 등이 발견되면 **"좋은 책은 나라의 보배"**로서 우리 모두가 함께 만들어 간다는 마음으로 연락주시기 바랍니다. 수정 보완하여 더 나은 책이 되도록 최선을 다하겠습니다.
성안북스는 늘 독자 여러분들의 소중한 의견을 기다리고 있습니다. 좋은 의견을 보내주시는 분께는 성안당 쇼핑몰의 포인트(3,000포인트)를 적립해 드립니다.
잘못 만들어진 책이나 부록 등이 파손된 경우에는 교환해 드립니다.

BRAIN TRAINING
두뇌 홈트레이닝 ①

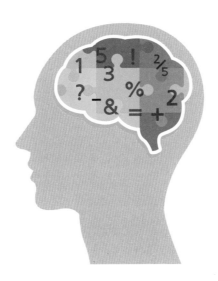

BM 성안북스

두뇌 홈트레이닝 사용설명서

이 책은 뇌를 효율적으로 단련하고 치매를 예방하기 위한 4개월 트레이닝 프로그램을 제공하고 있습니다. 사람이 운동을 하면 근육이 발달하는 것처럼 뇌도 이른바 브레인 피트니스를 통해서 단련될 수 있습니다.

이 책에서는 〈주의집중 · 시각적 내용 파악〉과 관련된 문제로 '틀린그림찾기', '실물과 그림자', '숫자판 헤아리기'를 제시하고 있습니다. 우리가 주변 사물을 볼 때보다 집중해서 본다면 그 내용을 명확히 파악할 수 있을 것입니다. 그리고 그렇게 파악하는 시간과 정확성이 높을수록 뇌는 활발히 움직이고 있다는 증거가 될 것입니다.

'틀린그림찾기'는 서로 비슷한 그림에서 바뀐 부분, 다른 부분을 찾아내는 것입니다. '실물과 그림자'는 색깔과 분명한 경계선을 가진 실제 사물이 그림자로 비칠 때는 어떤 모양이 될지를 파악해 보는 것입니다. '숫자판 헤아리기'는 1부터 9까지의 숫자와 한글이 섞여 있어서 순서대로 해당 숫자를 찾아가는 과정을 통해서 집중력과 시각적으로 빠른 판단력을 키워줄 수 있을 것입니다.

〈계산력〉과 관련된 문제는 '돈 계산하기', '숫자 더하기', '주사위 숫자 더하기'가 있습니다. 먼저 '돈 계산하기'는 우리가 일상생활에서 사용하는 다양한 지폐와 동전의 앞, 뒷면을 무작위로 배치하여 해당 지폐와 동전이 무엇이며, 몇 장이고, 그 합한 금액은 얼마인지를 계산해 내는 것입니다. '숫자 더하기'는 아래 두 수의 합이 위로 올라가면 얼마인지를 파악하는 피라미드식 합산 문제입니다. 마지막으로 '주사위 숫자 더하기'는 단순한 계산이 아니라 주사위의 눈금을 보고 반대면의 눈금이 얼마인지를 유추해 내고 이를 연산하는 것입니다. 한 번 더 생각하게 함으로써 뇌 사용에 효과적입니다.

〈언어 표현과 이해하기〉는 '따라읽기'와 '따라쓰기'로 나뉩니다. 시각 · 청각 · 미각적인 상상력을 불러일으키는 글을 따라 읽다 보면 어느새 자신이 그것을 실제로 보고, 듣고, 먹거나 느낄 수 있으며 이것은 뇌에 대단히 유익한 결과를 줍니다. 그리고 따라 쓰는 과정을 통해서 마음의 평온과 명상과 같은 안정감과 몰입감을 느낄 수 있습니다.

〈공간 파악 · 변화 이해〉에서는 우리 주변에서 흔히 볼 수 있는 타입의 도형들을 제시, 어떤 도형을 결합할 때 해당 모양이 나올 수 있는지 파악하도록 했습니다.

〈시각적 내용 파악 · 변화 이해〉는 가장 쉽게 할 수 있는 놀이인 '가위바위보'에서 이기는 사람이 누구인지를 알아내는 문제를, 〈언어 및 시각 이해와 결합〉은 글자와 글자가 뜻하는 색깔이 일치하는지를 통해서 색다른 즐거움과 경험을 할 수 있도록 했습니다. 이 밖에도 미로찾기, 컬러링 등을 통해서 집중력과 스트레스 해소는 물론 즐겁게 뇌를 단련하도록 준비했습니다.

뇌는 우리의 생각, 판단, 운동, 감각 등을 담당하는 매우 중요한 기관입니다. 뇌 건강을 지키기 위해서는 무엇보다 뇌를 골고루 매일매일 사용해야 합니다. 이 책을 통해서 건강하고 활력 있는 뇌를 유지하시길 바랍니다.

치매 예방을 위한 1일 실천의 예

오전	오전 명상(20분) 영뇌차(또는 영뇌차주스) 마시기 두뇌 홈트레이닝 북 하기(5~10분)
오후	산책(30분 내외) 영뇌차(또는 영뇌차주스) 마시기 해피버튼 지압(5분 정도)
잠들기 전	저녁 명상(20분) 영뇌차(또는 영뇌차주스) 마시기

두뇌 홈트레이닝 16주 집중 체크리스트(매일매일 기록해 보세요)

1주차	1일	2일	3일	4일	5일	6일	7일	메모
오전 명상								
영뇌차								
두뇌 홈트레이닝								
산책								
해피버튼 지압								
저녁 명상								

2주차	1일	2일	3일	4일	5일	6일	7일	메모
오전 명상								
영뇌차								
두뇌 홈트레이닝								
산책								
해피버튼 지압								
저녁 명상								

3주차	1일	2일	3일	4일	5일	6일	7일	메모
오전 명상								
영뇌차								
두뇌 홈트레이닝								
산책								
해피버튼 지압								
저녁 명상								

4주차	1일	2일	3일	4일	5일	6일	7일	메모
오전 명상								
영뇌차								
두뇌 홈트레이닝								
산책								
해피버튼 지압								
저녁 명상								

5주차	1일	2일	3일	4일	5일	6일	7일	메모
오전 명상								
영뇌차								
두뇌 홈트레이닝								
산책								
해피버튼 지압								
저녁 명상								

6주차	1일	2일	3일	4일	5일	6일	7일	메모
오전 명상								
영뇌차								
두뇌 홈트레이닝								
산책								
해피버튼 지압								
저녁 명상								

7주차	1일	2일	3일	4일	5일	6일	7일	메모
오전 명상								
영뇌차								
두뇌 홈트레이닝								
산책								
해피버튼 지압								
저녁 명상								

8주차	1일	2일	3일	4일	5일	6일	7일	메모
오전 명상								
영뇌차								
두뇌 홈트레이닝								
산책								
해피버튼 지압								
저녁 명상								

두뇌 홈트레이닝 16주 집중 체크리스트(매일매일 기록해 보세요)

9주차	1일	2일	3일	4일	5일	6일	7일	메모
오전 명상								
영뇌차								
두뇌 홈트레이닝								
산책								
해피버튼 지압								
저녁 명상								

10주차	1일	2일	3일	4일	5일	6일	7일	메모
오전 명상								
영뇌차								
두뇌 홈트레이닝								
산책								
해피버튼 지압								
저녁 명상								

11주차	1일	2일	3일	4일	5일	6일	7일	메모
오전 명상								
영뇌차								
두뇌 홈트레이닝								
산책								
해피버튼 지압								
저녁 명상								

12주차	1일	2일	3일	4일	5일	6일	7일	메모
오전 명상								
영뇌차								
두뇌 홈트레이닝								
산책								
해피버튼 지압								
저녁 명상								

13주차	1일	2일	3일	4일	5일	6일	7일	메모
오전 명상								
영뇌차								
두뇌 홈트레이닝								
산책								
해피버튼 지압								
저녁 명상								

14주차	1일	2일	3일	4일	5일	6일	7일	메모
오전 명상								
영뇌차								
두뇌 홈트레이닝								
산책								
해피버튼 지압								
저녁 명상								

15주차	1일	2일	3일	4일	5일	6일	7일	메모
오전 명상								
영뇌차								
두뇌 홈트레이닝								
산책								
해피버튼 지압								
저녁 명상								

16주차	1일	2일	3일	4일	5일	6일	7일	메모
오전 명상								
영뇌차								
두뇌 홈트레이닝								
산책								
해피버튼 지압								
저녁 명상								

　대부분의 사람들은 치매는 남의 일이거나 당장 지금의 문제는 아니라고 생각하다가 6, 70대에 부모님이 치매 증상을 보이기 시작하면 비로소 진지하게 받아들이는 경향이 있다. 세월이 지나면 그 주인공이 자신이 될 수도 있다. 따라서 치매는 막연히 남의 이야기, 먼 훗날의 이야기가 아니라 바로 지금, 부모님 세대와 나, 우리의 문제인 것이다. 치매는 어느 날 갑자기 찾아오는 병이 아니기 때문에 젊었을 때부터 미리 준비하고 대비해야만 나중에 후회하지 않는다. 치매는 무엇보다도 정신활동을 이용하고 제어하는 능력, 다시 말해 생각하고, 원하고, 행동하는 능력을 퇴보시킨다. 결국 지금 무슨 일이 벌어지고 있는지, 자신이 지금 어디에 있는지, 그리고 자신이 누구인지도 모르게 만들 수 있다.

　통제력의 상실, 정신적, 신체적 무기력, 사회적 능력의 퇴보, 고립, 스트레스, 우울증의 악순환도 시작될 수 있다. 그렇기에 이런 악순환의 고리를 끊어줄 수 있는 매일매일 실천하는 뇌 건강법이 꼭 필요하다.

　치매 환자를 치료하는 의사로서 가장 안타까운 점은 의학적 치료와 함께 치매 환자를 위해 평소에 할 수 있는 방법들이 많은데 이런 것들에 대한 체계적인 접근 없이 치매는 불치의 병이라고 치부하고 쉽게 포기해 버린다는 점이다.

　치매는 단순하게 나이가 들어서 뇌세포와 뇌혈관과 같은 신체적인 뇌가 손상된 상태만을 가리키는 것은 아니다. 치매는 신체적 뇌뿐만 아니라 마음이라고 알고 있는 영혼적 뇌까지도 병이 든 상태이다. 즉, 신체적 뇌와 영혼적 뇌가 모두 병이 든 것이 치매이다. 따라서 신체적 뇌의 치료도 중요하지만 인지기능의 저하와 같은 눈으로 보이지 않는 환자의 영혼적 뇌인 마음의 병을 같이 챙겨 주는 치료가 꼭 필요하다. 그래서 치매 환자의 치료는 병원에서의 치료뿐만 아니라 가정에서 매일 매일 실천할 수 있도록 뇌를 똑똑하게 만들어주는 체계적인 두뇌 트레이닝이 필요하다. [치매박사 박주홍의 두뇌 홈트레이닝]이라는 책은 이런 취지에서 집필되었다.

20여년 이상 치매를 치료하는 의사로서 치매 환자들을 보면서 느낀 점은 치매라는 병은 의학적 치료만으로는 치료가 매우 어려운 질환이라는 점이다. 의학적 치료보다도 더 중요한 것은 평소에 환자의 몸 안에 들어 있는 '스스로 낫게 하는 힘'인 '자가치유능력(Self-care)'을 향상시키는 것이다. 평소에 자신의 마음을 건강하게 챙길 수 있는 마음 챙김 명상법, 뇌기능을 향상 시키는 음식, 뇌를 건강하게 하는 생활습관, 뇌에 활력을 주는 운동, 뇌를 즐겁게 해 주는 취미활동 등이 자가치유능력을 향상시키는 방법들이다.

필자는 [치매박사 박주홍의 뇌 건강법](2017, 성안북스)의 실천편인 [치매박사 박주홍의 두뇌 홈트레이닝]을 통해 치매 환자뿐만 아니라 정신적 육체적으로 노화를 겪고 있는 분들에게 자가치유능력을 극대화하여 치매를 극복하는데 큰 도움이 되리라 확신한다. 그러나 제 아무리 좋은 구슬도 꿰지 않으면 보배가 되지 못하듯, 이 두뇌 홈트레이닝이라는 실천법도 "노력하는 뇌는 잠들지 않는다."는 사실을 기억하며 매일 매일 실천하지 않으면 무용지물임을 명심하기 바란다.

끝으로 미국 등 선진국의 서양의학에서 과학적으로 증명된 미래의학으로 주목받고 있으며 마음과 몸의 상관관계를 연구하는 심신의학의 세계 최고 권위자이시며, 미국 학회에 갈 때마다 항상 긍정적인 마음의 의학적 역할과 저자의 마음 챙김을 통한 치매 치료 관련 연구에 많은 관심을 가져 주시고 격려해 주시는 미국 하버드대학교 의과대학의 허버트벤슨 교수님께도 깊은 감사의 말씀을 드린다.

치매 없는 행복한 세상을 꿈꾸며
한의학박사 · 의학박사 · 보건학석사 **박주홍**

목차

하버드대학교 의과대학이 알려주는
'최적의 기억력에 도달하는 길'

The Harvard Medical School Guide to Achieving
OPTIMAL MEMORY

치매를 예방하고 치료하는 긍정적인 생활습관 중에서 가장 중요한 것은 최적의 기억력에 도달하는 것이다. 나이가 많다고 해서 최적의 기억력에 도달하는 것이 불가능한 것은 아니다. 긍정적인 생활습관을 유지하고 지키는 것은 실행하기 힘들거나 돈이 들지 않는다. 하버드대학교 의과대학에서는 과학적으로 연구되고 최적의 기억력에 도달하는 효과가 검증된 치매 예방법을 13개의 방법으로 요약하고 있다. 이와 같은 생활습관을 평소의 생활 속에서 꾸준하게 실천하면 치매의 예방과 치료에 좋은 효과를 거둘 수 있을 것이다.

물론 대부분 우리가 익히 알고 있는 내용이다. 정말로 중요한 것은 이런 내용을 단순하게 아는 것이 아니라 이것을 적극적으로 실천하는 것이다. 이것은 마음, 뇌, 몸을 잘 경영하여 최적의 기억력에 도달하고 치매를 예방하는 일종의 자기 수칙이다.

13개의 수칙의 영문 앞 글자를 따면 '옵티멀 메모리OPTIMAL MEMEORY' 이다. 이렇게 영어의 원문으로 소개하는 이유는 이러한 수칙을 생각할 때도 영어라는 외국어를 통해서 기억하면 새로운 자극을 통하여 좀 더 대뇌의 활성도를 높이는 데 도움이 되기 때문이다. 옵티멀 메모리라는 글자를 외우고 나머지 뒷부분은 퍼즐 형식으로 맞추기를 하면서 이 수칙을 생각해 보면 치매 예방에 많은 도움이 되리라고 판단하여 한글과 영문을 같이 표기하였다.

치매 예방에 도움이 되는 13가지 수칙 옵티멀 메모리

1 규칙적으로 운동하라(**O**btain regular exercise).

2 담배를 끊어라(**P**ut out the cigarettes).

3 비타민을 섭취하라(**T**ake vitamins).

4 남들과 잘 어울려라(**I**nvolve yourself with others).

5 건강 식단을 유지하라(**M**aintain healthful nutrition).

6 밤에 잘 자도록 노력하라(**A**im for a good night's sleep).

7 새로운 것을 배워라(**L**earn something new).

8 술은 적당히 마셔라(**M**oderate alcohol intake).

9 적극적인 삶을 살아라(**E**ngage in life).

10 스트레스를 잘 관리하라(**M**anage stress).

11 생각과 생활을 잘 정리하라
   (**O**rganize your thinking, organize your life).

12 뇌를 보호하기 위해 일상적으로 예방 조치를 취하라
   (**R**outinely take precautions to protect your brain).

13 "그래 할 수 있어!" 라는 긍정적인 태도를 유지하라
   (**Y**es you can! Maintain a positive attitude).

『치매박사 박주홍의 뇌건강법(2017)』 중

치매, 뇌를 알아야 한다!

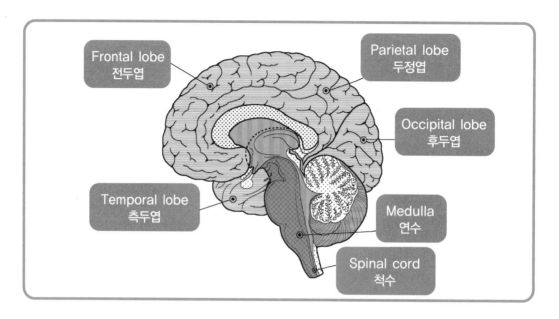

치매와 직접적으로 관련된 뇌 건강을 지키기 위해서는 좋은 의미의 자극이 필요하다. 앞쪽(전두엽), 위쪽(두정엽), 측면(측두엽), 뒤쪽(후두엽)을 골고루 쓰는 것이다.

뇌는 우리의 생각, 판단, 운동, 감각 등을 담당하는 매우 중요한 기관이다.

성인의 뇌 무게는 약 1,400g~1,600g 정도이며, 약 천억 개 정도의 신경세포가 밀집되어 있는 신경 덩어리로, 일반적으로 전체 몸무게의 약2% 정도에 불과하지만, 우리 몸 전체 에너지의 20%에 가까운 양을 사용하는 기관이다. 예를 들어 하루에 밥을 다섯 공기 먹는다면, 그중에 한 공기 정도는 오로지 뇌를 위해서만 사용된다는 뜻이다.

그래서 뇌를 '에너지를 잡아먹는 하마'라고 표현하는 사람들도 있다. 또 뇌는 '전원을 켜 둔 상태의 컴퓨터'라고 이해하는 편이 빠른데, 이는 우리가 활동하지 않을 때에도 에너지의 소모가 심하게 발생하는 뇌의 특성을 단적으로 말해준다.

뇌는 신경세포와 신경교세포(神經膠細胞, glial cell)라고 하는 두 종류의 세포들이 모여 있는 덩어리다. 이 중에서 신경세포가 주로 신체활동과 정신활동을 담당한다. 신경세포의 몸체는 주로 뇌의 겉껍질 부분에 모여 있어서 이 부분을 피질(皮質, cortex)이라고 부르고 회색 기운을 띄고 있어서 회백질(grey matter)이라고도 부르기도 한다. 신경세포의 몸체에서 뻗어 나온 가지들은 신경 섬유 다발을 이루고 있는데 색깔이 희고 윤기를 띄고 있어서 백질(白質, white matter)이라고 한다.

전두엽

머리 앞부분, 즉 이마 부위를 중심으로 한 대뇌의 껍질 부분을 말한다. 이 부분은 일을 계획하고, 적절하게 실행하고, 또 너무 지나치지 않도록 적당한 제동을 거는 일을 담당한다. 즉 의욕, 동기, 방법, 판단력과 융통성, 자제력 등이 이 부분의 역할이다.

두정엽

머리(頭)의 정수리 부분(頂)이라는 뜻이다. 오른쪽 두정엽은 공간을 파악하는 능력을 갖추고 있다. 낯선 장소에서의 방향을 파악하거나, 아날로그시계의 바늘 위치로 몇 시 몇 분인지를 바로 파악하거나 하는 것은 두정엽의 공간 파악 기능 때문에 가능하다. 알츠하이머병에 걸리면 이 두정엽 기능이 비교적 초기부터 저하된다고 알려져 있다.

측두엽

이른바 '관자놀이'라고 부르는 부위에 해당하는 영역인 뇌의 양 측면 피질을 말한다. 특히 이 부분은 치매의 이해에 중요하다. 치매에서 기억력이 떨어지고 언어 표현과 이해 능력이 점차 떨어져 가는 원인을 제공하는 곳이다. 알츠하이머병의 주요 증상이 바로 측두엽 부위의 신경세포가 자꾸 죽어서 없어져 가는 것이기 때문이다. 기억력, 학습 능력, 언어 능력 등을 담당한다.

뒤통수 부분에 해당하는 피질 부위다. 주로 시각적인 내용을 파악한다. 사물을 보면서 주변의 물건들을 파악하는 것은 이곳의 기능이 온전하기 때문이다. 만약 뇌혈관 장애, 뇌종양 등으로 이곳에 손상이 오면, 안구가 멀쩡하다고 해도 자기가 본 것이 무엇인지를 잘 파악하지 못하게 된다.

변연계와 해마

둘레, 또는 가장자리를 의미하는 변연계(limbic system)는 대뇌피질과 시상하부 사이에 위치하고 있다. 주로 감정, 행동, 욕망 등의 조절에 관여하고 특히 기억에 중요한 역할을 하며, 해마는 알츠하이머병에 의해 점진적으로 위축이 진행되는 것으로 알려져 있다.

이처럼 치매와 직접적으로 관련된 뇌 건강을 지키기 위해서는 무엇보다 뇌를 골고루 사용해야 한다. 즉, 뇌의 앞쪽전두엽, 위쪽두정엽, 측면 측두엽, 뒤쪽 후두엽을 골고루 사용하면서 살아야 한다는 것이다.

쉬운 예로 우리의 몸도 건강에 좋다고 해서 팔 운동만 계속하면 다리는 상대적으로 약해지고 만다. 또 허리를 너무 쓰면 허리가 좋아지는 것이 아니라 문제가 생기게 마련이다. 뇌도 위치별로 하는 일이 다르기 때문에 쓰는 부분만 쓰고 안 쓰는 부분을 안 쓰게 되면 반드시 문제가 생기게 된다. 따라서 쓰는 것의 가용 범위 내에서 적극적으로, 그리고 골고루 써야 한다.

먼저 간단히 할 수 있는 방법은 대뇌를 좌, 우로 나누고 쓰는 방법을 생각해 볼 수 있다. 뇌의 좌, 우 역할이 분명히 다르기 때문이다. 좌뇌는 신체의 오른쪽을 조절한다. 분석적, 논리적, 이성적, 객관적, 계획적, 청각적 기억, 시간 개념, 안전, 추론, 수리, 과학 쪽을 담당한다. 우뇌는 신체의 왼쪽을 조절한다. 통합적, 창의적, 감성적, 주관적, 즉흥적, 시각적 기억, 공간 개념, 모험, 직관, 예술 쪽을 담당한다. 간단하게 반대를 조절하고 좌뇌는 이성, 수학적인 쪽을 담당하며 우뇌는 감성, 예술적인 쪽을 담당한다고 기억하면 된다. 따라서 대부분의 오른손잡이인 사람들이 돈 계산, 계획, 약속, 이런 것만 계속해서 신경 쓰면 좌뇌에 일이 집중적으로 몰리게 된다. 이런 경우 가끔 왼손으로 무언가 그린다거나, 감성을 자극하는 영화를 본다거나, 골목길을 걷거나, 스마트폰에 찍어둔 풍경사진 등을 보는 행위를 통해서 우뇌를 자극하는 것은 좋은 뇌의 사용법이 될 수 있다.

일부 학자에 의하면 보통 좌뇌를 의식이 있는 자기 뇌라고 말하며, 우뇌는 우리 의식의 10만 배에 해당하는 무의식의 뇌라고 한다. 우뇌에는 조상이 물려준 유전자 정보가 있다고 한다. 쉽게 설명하면 우리가 어떤 한 가지의 문제를 해결하려고 할 때 좌뇌는 나 혼자 해결하려고 노력하지만 우뇌는 10만 명의 사람이 협심해서 아이디어를 도출하는 것에 해당하는 막대한 능력을 발휘한다. 그런 점에서 보아도 우뇌를 자주 활용하는 것은 매우 중요하다.

기억이 만들어지는 순서는 보고 듣고 냄새 맡고 맛보고 접촉하는 등의 감각정보가 뇌로 들어오고, 이 정보들이 조합해서 만들어진다. 이 감각정보를 해마가 단기간 저장하고 있다가 대뇌피질로 보내 장기 기억으로 저장하거나 삭제하는 것이다. 이동해서 저장한다는 개념이 이루어지는 시간이 주로 밤이기 때문에 학습 기억을 올리려면 밤에 잠을 자고 새벽에 일어나는 것이 좋다.

대뇌피질은 컴퓨터의 하드디스크 본체에 비유되며 기억의 저장창고이며 손, 발 그리고 입과 혀의 자극이 그대로 뇌로 전달되는 부위이다. 그 말은 바꾸어 하자면 손, 발 그리고 입과 혀의 자극을 부지런히 해서 기억의 저장창고인 대뇌피질의 두께가 얇아지지 않도록 하는 것이 기억력을 좋게 하고 치매를 예방하는 지름길이란 뜻이 될 것이다.

"연습이나 노력은 배신하지 않는다."는 말이 있다. 젊어서부터 부지런히 뇌를 골고루 적극적으로 사용하는 습관을 들이면 치매는 저절로 사라질 것이다. "누우면 죽고 걸으면 산다."라는 말도 있다. 이 말을 뇌의 활동과 연관하여 바꾸어 말하면 "누우면 치매에 걸리고 걸으면 치매가 예방된다."고 할 수 있다. 아주 간단한 방법이지만, 하루 만보 이상 걷는 것이 기억력 증진에 매우 중요한 실천법이 될 것이다. 거기다 저절로 몸 건강까지 챙기니 일거양득이다.

해피버튼 지압법

해피버튼 지압법은 필자가 국제학술대회들에 참석하면서 한의학의 원리를 이용해서 전 세계인의 스트레스 해소를 위해 개발한 것으로 필자가 편의상 영어로 설명하고 있지만 한글 자막을 통해 쉽게 따라할 수 있다. 전두엽은 사죽공혈, 측두엽은 예풍혈을 지압해주는 것이다. 사죽공(눈썹 바깥쪽 끝)과 예풍(귀 뒤를 손으로 눌러서 느낄 수 있는 작은 뼈가 1개있는데, 이 뼈 밑부분)이라고 불리는 경혈 두 곳을 지긋이 약 3~5분 정도 원을 그리면서 누른다. 예풍혈은 뇌 혈액순환을 도와주고 대뇌피질에 있는 측두엽을 자극, 두뇌를 활성화시킨다. 사죽공혈 역시 눈 주위의 혈액순환을 원활하게 하며 피로를 풀어주는 작용을 하고 전두엽을 자극해서 기억력을 증진시킨다. 이 지압법은 스트레스 받을 때마다 수시로 해 주면 자율신경계가 안정이 되어 스트레스를 해소하는데 도움이 된다. 이것을 필자는 해피버튼[1]이라고 부른다. 특별한 부작용은 없고, 다만 지압을 할 때 지긋하게 누르면서 둥근 원을 그리듯 시계방향으로 하면 된다. 다만 너무 오래 하게 되면 통증이 있을 수 있으니 주의하도록 한다.

1) https://www.youtube.com/watch?v=vLqoyA6a5Hc

사죽공혈(絲竹空穴)

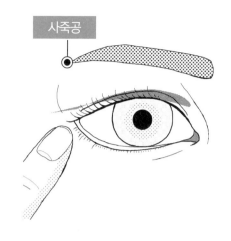

사(絲)는 가는 낙맥을 가리키고, 공(空)은 움푹 들어간 곳을 말한다.

눈썹 바깥쪽 끝에 미세하게 들어간 곳에 혈이 있어서 사죽공이라고 부른다. 기억력, 집중력 향상과 함께 눈의 피로 회복, 편두통, 눈꺼풀의 떨림, 치통, 안면마비 등을 치료해 준다.

예풍혈(翳风穴)

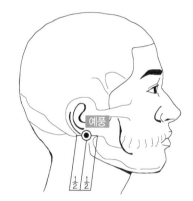

귀를 밝혀주는 혈이다. 예(翳)는 '바람을 막아 준다' 는 뜻이다. 한의학에서는 바람은 병사(病邪)의 우두머리라고 칭한다.

해피버튼 효과

1 뇌를 자극하고, 두뇌를 활성화시킨다.
2 뇌의 혈액순환을 돕는다.
3 기혈순환을 돕고, 집중력과 기억력을 향상시킨다.
4 자율신경계가 안정되어 스트레스 해소에 도움이 된다.

인지장애의 4단계

단계	증상	위험도	진행방향
정상			
건망증 (주관적 인지장애)	주관적 인지장애를 가진 사람들의 일부는 기억력이 점점 악화되어 경도인지장애로 발전하기도 함. 따라서 이 단계에서 치매를 적극적으로 예방하도록 노력해야 함. 치매를 걱정하는 것 자체가 스트레스가 되어 치매를 유발할 수 있으므로 치매에 대한 부정적인 생각보다는 긍정적으로 치매를 예방한다는 생각을 할 것. 치매의 예방적 치료는 건망증의 위험군에서부터 시작함.	정상 위험군 중증	
경도인지장애 (MCI, Mild Cognitive Impairment)	기억성 경도인지장애는 향후에 치매가 발병할 위험이 높으며 특히 알츠하이머성 치매(알츠하이머병)로의 전환이 매년 10~15% 예상됨.	치매직전 단계	
치매 (Dementia)	• 방금 했던 내용의 말, 질문 반복 • 다른 사람의 말을 이해하지 못하고 동문서답 • 최근 생긴 일들을 잊거나 기억하지 못함 • 말하려는 단어가 떠오르지 않아 머뭇거림 • 중요한 물건을 둔 장소를 잊어버림 • 약속한 날짜와 시간을 기억하지 못함 • 셈이 느려지고, 짜증이 늘어남	초기 (건망기)	
	• 며칠 안쪽에 생긴 일들 잊어버림 • 집 주소, 전화번호, 가족 이름 등 잊어버림 • 낯선 장소는 물론 익숙한 곳에서도 길을 헤맴 • 가전제품 사용 및 돈 관리 불가능 • 움직임 느려지고 혼자 외출하는 것 불가능 • 모발정리, 착의, 화장 등에 타인 도움 필요 • 의심이 심해지고 폭력성 증가	중기 (혼동기)	
	• 신체의 운동기능 및 감각기능까지 약화됨 • 생일, 고향, 타인, 이름, 번호 등을 모름 • 자신, 자식, 배우자를 알아보지 못함 • 전혀 말을 하지 않거나 혼자 웅얼거림 • 근육이 굳어져 거동이 힘들어짐 • 대부분 누워 지내며 대소변을 가리지 못함	말기 (치매기)	

우울증에 주의하자!

치매와 관련하여 정신적 측면에서 주의할 부분은 우울증이다. 노인의 우울증은 10명 중 1~2명이 몇 가지 증상은 가지고 있을 정도로 흔하고 이 중 약 50%는 치료가 필요하다. 하지만 우울증은 본인 스스로 지각하기 어려워 병원을 가지 않는 경우가 대부분이다. 일반적으로 너무 쉽게 큰 병이 아니라고 생각하는 우울증은 인지기능, 일상생활 기능 등 여러 기능장애를 초래하고 나아가 자살 등 극단적인 결과를 야기하는 등 적극적인 치료관리가 필요한 질병이다.

몇몇 연구를 보면 치매가 발병하기 전 우울증이 먼저 발병하는 경우가 많으며 우울증이 치매의 위험요인이 된다고 알려져 있다. 특히 노년기 우울증은 혈관성 위험인자와 관계되어 뇌혈관의 손상으로 인해 생기는 혈관성 우울증과 밀접한 관계가 있다. 우울증은 치매의 전조증상 또는 초기증상으로 나타날 수 있으며, 치매환자에서 우울증의 유병률은 약 12%이다. 이처럼 우울증은 치매의 위험인자 중 하나이며, 우울증이 있을 경우 치매에 걸릴 확률이 3배정도 더 높은 것으로 보고되고 있다.

자신에게 우울증의 증상이 없는지 미리미리 살펴보고 주의하도록 하자. 우울증의 주요 증상으로는 다음과 같은 것들이 있다.(5개 이상이 본인에게 해당하면 전문가와 상담을 받아 보기를 권한다)

□ 가라앉은 느낌이나 절망감이 든다.
□ 내가 나쁘다는 생각, 불행하다는 생각, 실패자라는 느낌이 든다.
□ 나 때문에 가족이 불행하게 되었다는 느낌이 있다.
□ 다른 사람들이 알아챌 정도로 말 또는 행동이 느리다.
□ 너무 초조하고 안절부절못해서 평소보다 더 많이 서성거리고 돌아다닌다.
□ 식욕이 저하되거나 아니면 이와 반대로 과식을 한다.
□ 신문을 읽거나 TV를 볼 때 집중하기가 어렵다.
□ 일을 하는 것에 대한 흥미, 재미가 예전과 달리 거의 없다.
□ 차라리 죽는 것이 좋겠다는 생각 또는 어떤 식으로든 자해하고 싶다는 생각이 든다.
□ 잠들기가 어렵거나 자꾸 깬다. 또는 반대로 너무 많이 잠을 잔다.
□ 피곤함을 느끼며 기력이 저하된다.

하버드대학교 의과대학이 추천하는 뇌 건강 식단

환자들에게 건강 식단을 따르라고 하면 대부분의 환자들이 그런 얘기들을 이미 예전부터 많이 들어봤다는 시큰둥한 반응을 보인다. 하지만 어떤 음식이 어떤 이유로 뇌에 좋으며 어떤 음식이 뇌에 해로운지를 구체적으로 설명해 드리면 환자들은 보다 더 관심을 가지게 된다.

하버드대학교 의과대학에서 추천하는 뇌와 관련한 건강식단의 핵심은 정제하지 않은 곡물과 더불어 충분한 양의 과일과 채소를 먹는 것이다. 또한 생선과 견과류로부터 건강에 도움이 되는 지방을 섭취토록 한다. 이런 음식들은 콜레스테롤 수치를 적절하게 유지되도록 하며, 동맥 혈관을 깨끗하게 하는데 도움을 주며, 혈관성 질환과 중풍의 위험을 줄여준다. 과일과 채소는 다른 방식으로 도움이 되는데 바로 복합 비타민 B와 신체 전반에 걸쳐서 노화와 관련된 악화를 막아주는 영양소인 항산화제의 좋은 공급원이기 때문이다. 비타민 B는 정제하지 않은 곡물류, 쌀, 견과류, 우유, 계란, 육류, 생선에서도 역시 발견된다.

뇌와 관련된 음식들(Brain Foods)

먹어야 할 음식

과일, 채소, 정제하지 않은 곡물류, 견과류와 생선의 섭취를 늘려라. 이러한 음식들은 심장병, 중풍과 당뇨병의 발생 위험을 줄여줄 수 있다.

피해야 할 음식

붉은 색깔의 고기, 전유(whole milk)와 전유로 만든 다른 유제품, 그리고 가공 및 포장 식품의 섭취를 최소화한다. 이런 음식들은 고콜레스테롤혈증(hypercholesterolemia), 심장병, 그리고 중풍의 발생 위험을 높인다.

치매 예방수칙

치매의 일반적인 예방 및 치료수칙은 아래와 같이 18가지 정도로 요약할 수 있다. 이 내용들을 평소에 잘 지키고 실천한다면 치매 없는 행복한 삶을 살 수 있다.

1 영양 부족이 되지 않도록 식사를 골고루 하여 뇌세포가 감소하지 않도록 한다.

2 지나치게 기름진 음식을 피하며 과식하지 않는다.

3 뇌의 혈액순환을 돕기 위하여 물을 충분하게 마신다.

4 스트레스를 담아두지 말고 적절하게 해소한다.

5 항상 느긋하고 즐거운 마음의 상태를 유지한다.

6 늘 새로운 정보를 접하고 일상적인 활동을 정상적으로 한다.

7 젊은 사람들과도 자주 어울리며 친구들과 많은 대화를 나눈다.

8 담배를 끊으며 절주한다.

9 나이가 들수록 기억력의 저하를 줄이기 위해 꾸준하게 두뇌활동을 한다.

10 항상 긍정적으로 세상을 바라보며 즐겁게 웃는다. 긍정적인 생각은 도파민, 엔도르핀 등을 분비하여 기억의 회로를 열어 두뇌를 활성화시키므로 치매의 예방과 치료에 도움이 된다. 반면에 부정적인 생각은 아드레날린 등의 스트레스 호르몬을 분비하여 기억의 회로를 닫아서 기억력 저하와 치매 발병의 위험성을 높인다.

11 평소에 자상한 성격을 가지려고 노력한다.

12 사람의 기억력은 걸을 때 가장 좋으므로 걷기를 꾸준하게 한다.

13 기억장애 또는 언어장애가 있으면 지체하지 말고 즉시 검진을 받는다.

14 많이 웃고 밝게 사는 습관을 들이며 우울증은 반드시 치료 받아야 한다.

15 손발에 감각의 이상이 있으면 즉시 검진 받고 조기치료를 받는다.

16 콜레스테롤 수치를 점검하고 살이 찌지 않도록 주의한다.

17 심장병과 당뇨병을 예방하고 조기 치료한다.

18 뇌혈관의 이상을 막기 위해서 정기적인 혈압 검사를 받고 고혈압의 예방과 치료에 노력한다.

긍정적으로 생각하라! 부정적인 생각이 만병의 근원이다.

긍정적인 생각은 우리가 더욱 사려 깊고 창의적으로 생각하고 새로운 아이디어에 열린 마음으로 대하게 함으로써 우리의 가능성을 더욱 확장시켜준다.

실제로 항상 긍정적이며 기뻐하고 만족할 줄 아는 사람들은 항상 부정적이고 화를 내며 불안해하는 사람들에 비해 훨씬 더 다양하고 넓은 관점의 생각과 아이디어를 떠올릴 수 있다고 알려져 있다. 우리가 긍정적인 사고방식을 습관화해서 이런 식으로 긍정적인 생각이 우리의 인지와 행동 영역을 확장시키게 되면, 우리는 보다 창의적으로 사고할 수 있어서 치매의 예방과 치료에 큰 도움을 주게 된다. 의학적으로 긍정적인 생각은 우리 뇌에 도파민과 세로토닌의 분비를 활발하게 만드는 효과가 있다. 원래 이 도파민과 세로토닌은 우리의 기분을 좋게 만들어주며 우리 뇌의 학습 담당 중추가 보다 높은 수준의 학습까지 가능하도록 도와주는 천연물질이다. 이 도파민과 세로토닌은 더 많은 신경 연결이 이루어지고 지속될 수 있도록 하여 새로운 정보를 받아들여 정렬하도록 하고, 이 정보를 우리의 뇌가 보다 오래 기억할 수 있도록 도와주는 역할을 한다. 또한 시간이 지나 정보를 다시 불러들일 때에도 보다 빠른 속도로 기억해낼 수 있도록 해주기 때문에 치매를 예방하고 회복하는 데 도움을 주는 신경전달물질이다.

우리 몸은 두 가지 선택 중 택일하고 반응한다

싸우거나 도망가자!
Fight or Flight Response

- 교감신경 활성화
- 아드레날린, 노르아드레날린, 코르티
  솔 분비
- 스트레스 상태

휴식, 행복하자!
Relaxation Response

- 이완반응으로 휴식하기
- 부교감신경 활성화
- 도파민(쾌락호르몬), 세로토닌(행복호르
  몬), 엔도르핀(면역호르몬), 옥시토신(사
  랑호르몬) 분비
- 스트레스 잊은 상태

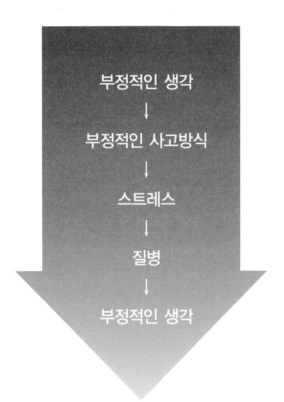

악 순환

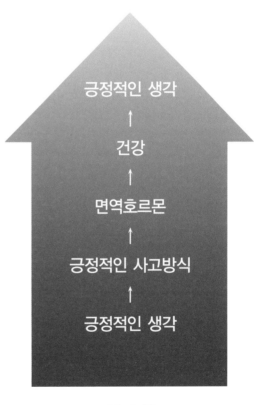

선 순환

치매박사 박주홍의 매일매일 실천하는 3R 평생 치매 예방법
채우자Refill! 풀자Release! 휴식하자Relax!

아침(채우자)

아침밥과 뇌 건강에 좋은 영뇌차, 약차주스(영뇌차주스, 강황주스)를 마신다. 아침밥은 탄수화물이 포도당으로 바뀌는 데 8시간이 걸리지만, 약차와 주스의 형태는 3-4시간 만에 포도당으로 전환되어 오전에 뇌의 집중력이 좋아진다.

영뇌차 만들기

3ℓ의 물(생수)에 강황 10g, 천마 20g을 넣고 1시간 정도 불린 다음 불에 올려서 끓인다. 끓기 시작하면 중불에서 2시간 정도 둔다. 이후 1시간 정도 그대로 식혀서 체에 면 보자기를 대고 걸러낸다. 식으면 냉장고에 보관해 두었다가 입맛에 따라 유자청을 1숟가락 정도 넣어서 1회에 100cc씩 매일 2~3회 정도 시원하게 해서 먹거나 따뜻하게 데워서 마시면 치매, 중풍 등 뇌 질환에 도움이 된다.

영뇌차주스 만들기

영뇌차 1.5ℓ에 호두 120g, 잣 50g, 아몬드 70g의 비율로 견과류를 넣고 유자청 150g, 소금 2g을 넣어 믹서기에 갈면 뇌 건강 주스인 영뇌차 주스가 된다. 이렇게 견과류가 들어간 영뇌차 주스를 만들 때 강황과 천마를 끓인 영뇌차를 기본 물로 활용하는 것은 기본 재료들의 뇌로 가는 작용을 강화하고, 견과류의 흡수를 돕기 때문이다. 주스는 냉장 보관해 두고 복용하면 된다. 치매환자와 중풍 환자들은 한 번에 200cc씩, 하루에 3번 정도 식후에 복용하면 좋다.

점심(풀자)

혈행을 좋게 하는 뇌 건강 지압법인 해피버튼(Happy Buttons, 사죽공혈, 예풍혈 지압)을 통해 스트레스를 남겨두지 말고 그때그때 풀도록 하자. 점심때 뿐만 아니라 하루에 2~3회 수시로 실행하면 좋다. (유튜브 검색어 : 해피버튼 /박주홍)

저녁(쉬자)

뇌 건강 명상치료법인 하버드대의대 흠싸 명상치료법을 통해 온종일 지친 뇌에 휴식을 주자. 이 명상법은 유튜브를 통해서 확인할 수 있으며, 이것 이외에도 뇌에 편안한 휴식을 줄 수 있으면 어떤 형태의 명상법도 도움이 된다. (유튜브 검색어 : 하버드대학교 명상법 /박주홍)

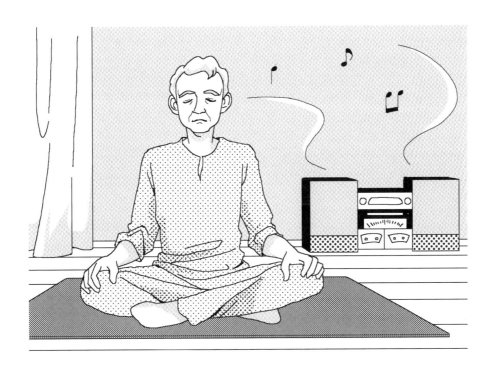

부정적 생각이 만병의 근원이다

부정적인 생각, 스트레스의 누적

부정적인 사고방식의 형성	스트레스의 원인은 부정적인 생각과 사고방식에 있다.

화병(Hwa-Byung)

아드레날린, 노르아드레날린, 코르티솔의 분비	스트레스 호르몬의 누적과 혈관의 수축

우울증, 치매, 중풍, 심장병, 암 유발 가능성

도파민, 세로토닌, 엔도르핀, 옥시토신의 분비 억제/ 스트레스 호르몬의 분비	스트레스 호르몬이 분비되어 우울증, 고혈압, 심장병, 편두통을 일으키며 면역력이 감소

BRAIN
TRAINING
두뇌 홈트레이닝
1개월

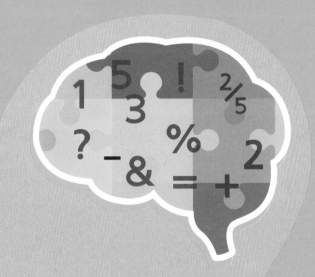

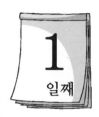

틀린그림찾기

1 일째

주의집중
시각적 내용 파악

월   일

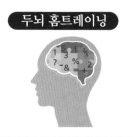

즐거운 한가위 명절입니다. 보름달도 둥실? 어라, 이상하네요. 윷놀이를 하는 사람들의 모습도 조금씩 다릅니다. 어디가 다를까요? 위아래의 그림에서 서로 다른 부분을 찾아보세요. 모두 5곳이 다릅니다.

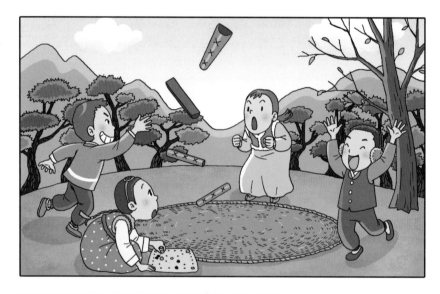

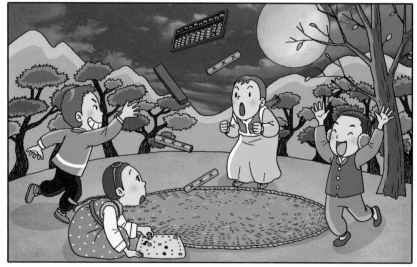

2 일째 돈 계산하기

주의집중 및 계산력   월   일

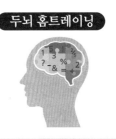

바닥에 지폐와 동전들이 어지럽게 놓여 있습니다. 저금통이라도 깬 모양입니다.
앞뒷면을 잘 살펴보세요. 그런데 가만있어 보자. 이게 모두 얼마일까요?

원

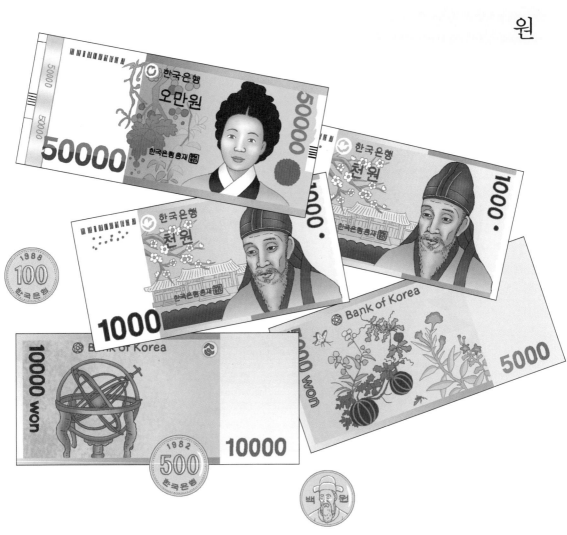

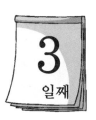

3 일째 따라읽기 / 따라쓰기

언어 표현과 이해하기

월 일

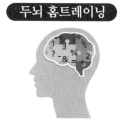

두뇌 홈트레이닝

좋은 글은 몸가짐과 마음가짐을 바르게 하는데 도움이 됩니다. 그리고 좋은 글을 따라 읽고, 따라 쓰다 보면 어느새 자신의 마음도 평온해지고, 긍정적으로 바뀝니다.

읽기 아래 문장을 천천히 음미하면서 읽어 봅니다.

주는 것은 받는 것보다 행복합니다. 그래서 사랑을 하는 것은 사랑을 받는 것보다 아름답고 행복한 일이 됩니다. 우리가 누구를 사랑하는 것은 잠깐의 따뜻한 에너지를 사용해서 쳐다보면 되지만, 누구를 미워하는 것은 그 미워하는 마음을 계속 만들어 내고, 유지하기 위해서 나쁜 에너지를 쓰고 또 써야 하는 바보 같은 일입니다. 이것은 나의 에너지를 낭비하는 일이기도 하고, 내 마음을 해치는 일이기도 합니다. 우리가 누군가를 사랑하면 할수록, 자신이 알지 못하는 누군가에 의해서 사랑받을 일이 더욱 많아집니다. 이런 사랑받는 일은 남에게 애원해서 얻을 수 있거나, 돈을 주고 사거나, 남에게서 뺏을 수 없는 것입니다. 오직 사랑하는 일로 인해서 생기는 좋은 현상입니다.

쓰기 다음 글자 위에 펜으로 따라 쓰세요.

공평한 의견과 논의에 반대하지 말라.

한번 범하면 수치를 만대에 남긴다.

권력과 사리사욕에 발 들여놓지 말라.

한번 발붙이면 더러움에 평생토록 젖게 된다.

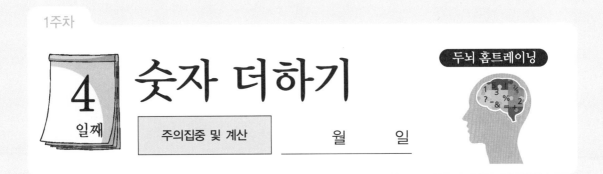

숫자 더하기

4 일째

주의집중 및 계산   월   일

두뇌 홈트레이닝

숫자들이 피라미드 쌓기를 하면서 올라갑니다. 아래 숫자들이 모여서 위의 큰 숫자가 됩니다. 왼쪽과 오른쪽의 숫자의 합이 바로 위 블록의 숫자입니다. 빈 칸에 들어갈 숫자를 찾아보세요.

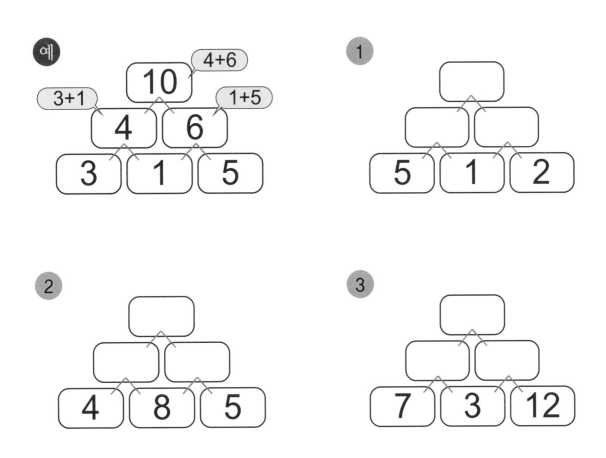

예

4+6

10

3+1

1+5

4   6

3   1   5

1

5   1   2

2

4   8   5

3

7   3   12

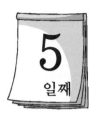

5 일째 도형 결합하기

공간 파악
변화 이해

월   일

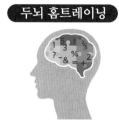

보기 A~J까지 모두 10개의 서로 다른 연두색의 도형들이 있습니다. 아래의 회색 도형은 위 도형 중 두 개를 합친 것입니다. 어떤 도형을 합쳐야 이런 모양이 나올까요? 기호를 써 보세요.

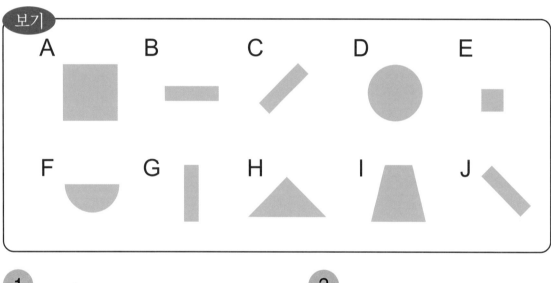

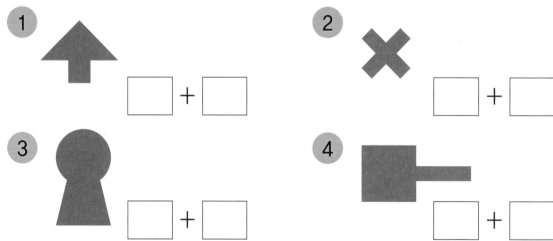

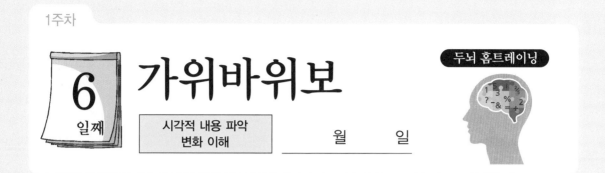

가위바위보

6일째

시각적 내용 파악
변화 이해

두뇌 홈트레이닝

월   일

어릴 때 많이 하는 놀이인 가위바위보네요. 어라? 자세히 보니 연결된 두 손 모양중 이긴 것이 마지막 승자가 되군요. 누가 승자가 될지 알아봅시다.

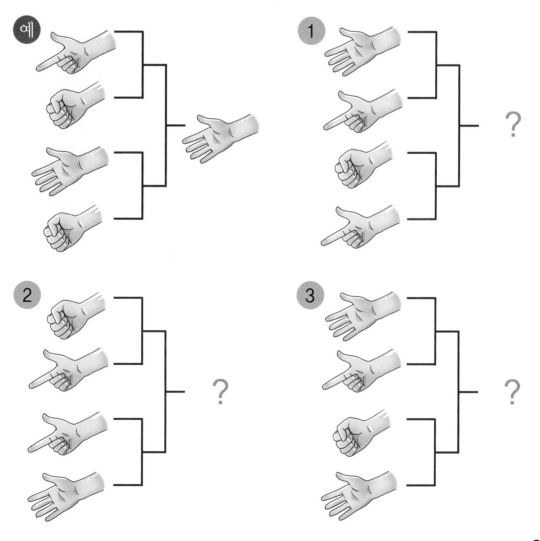

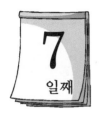

7 일째 숫자판 헤아리기

주의집중
내용 파악

월   일

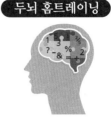

아래에 있는 숫자판에 여러 가지 숫자가 흩어져 있네요. 순서대로 1부터 25번까지 손가락으로 짚어가면서 "하나, 둘, 셋..."하면서 헤아려 봅시다. 얼마나 빨리 찾고 헤아릴 수 있나요? 한글로 된 숫자도 찾아야 합니다.

25	십	7	15	8
23	22	3	십육	4
18	육	11	2	9
20	13	17	14	1
24	19	오	21	12

8 일째 전체와 부분

시각적 변화 파악 및
주변 사물 파악

월   일

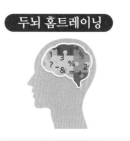

날씨좋은 날 자전거를 타고 전용도로를 달리는 모습을 찍은 모습입니다. 그런데 아래쪽 검게 된 부분은 지워져서 보이질 않습니다. 과연 원래는 어떤 모습이었을지 아래 그림에서 찾아보세요.

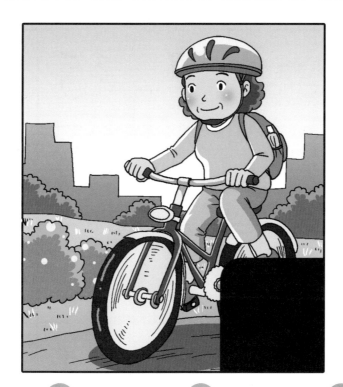

①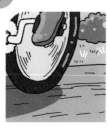

②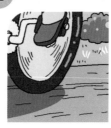

③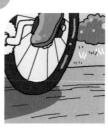

④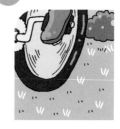

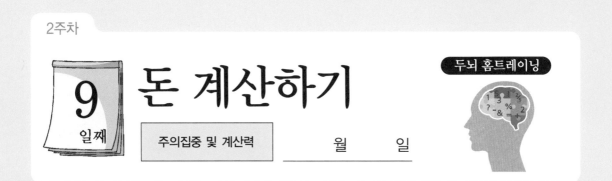

2주차

9 일째 돈 계산하기

두뇌 홈트레이닝

주의집중 및 계산력

월   일

바닥에 지폐와 동전들이 어지럽게 놓여 있습니다. 저금통이라도 깬 모양입니다.
앞뒷면을 잘 살펴보세요. 그런데 가만있어 보자. 이게 모두 얼마일까요?

원

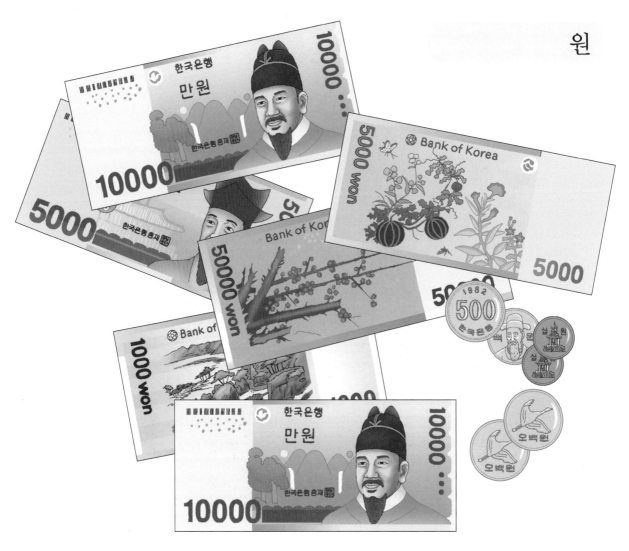

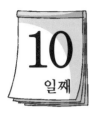

10 일째 따라읽기 / 따라쓰기

언어 표현과 이해하기

월   일

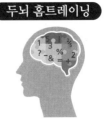

좋은 글은 몸가짐과 마음가짐을 바르게 하는데 도움이 됩니다. 그리고 좋은 글을 따라 읽고, 따라 쓰다 보면 어느새 자신의 마음도 평온해지고, 긍정적으로 바뀝니다. 어떤 글을 따라 읽거나 쓰다보면 그 장면이 그려지기도 합니다.

읽기 아래 문장을 천천히 음미하면서 읽어 봅니다.

우리나라에는 동해, 서해, 남해의 바다가 있습니다. 이곳에서는 철마다 갖가지 해산물이 잡힙니다. 수산시장에 가거나 포구에 가면 펼쳐진 어판에는 이런 해산물이 살아있는 모습을 살펴볼 수 있습니다. 굴, 문어, 해삼, 대구, 명태, 도미, 아귀, 가자미, 청어, 청각, 다시마, 파래, 김, 갈치, 고등어, 꽃게, 전복, 꼬막, 홍합, 물미역, 톳, 바지락, 민어, 병어, 준치, 삼치, 전갱이, 오징어, 대합, 모시조개, 피조개, 도미, 꼬막, 임연수, 조기, 뱅어포, 키조개, 멍게, 참치, 고등어, 넙치, 새우, 멸치, 장어, 홍어, 농어, 갑오징어, 성게, 꽁치, 연어, 대하, 옥돔, 참돔, 대구, 꽃게, 방어, 복어, 맛조개, 가자미, 낙지, 미역, 주꾸미, 가오리 등이 있습니다.

쓰기 다음 글자 위에 펜으로 따라 쓰세요.

천금으로도 한때의 환심을 사기가 어렵고

한 끼의 밥으로도 평생의 은혜를 만든다.

대체로 사랑이 지나치면

오히려 원한을 사게 되고,

박대함이 지극하면 오히려 기쁨을 얻게 된다.

11 일째 주사위 숫자 더하기

두뇌 홈트레이닝

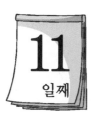

상황 유추하기
계산하기

월   일

주사위를 던지면 나오는 눈금의 숫자와 반대편의 숫자를 합치면 항상 7이 된다는 사실을 아시나요? 만약 앞면의 숫자가 1이라면 반대편의 숫자는 6인 것입니다. 이런 식으로 한번 더 생각해서 주사위 뒷면의 숫자들을 계산해 보세요.

예

뒷면6 + 뒷면3 − 뒷면4 = (6+3−4) 5

1

+ − =

2

+ + =

3

− − =

12일째 실물과 그림자

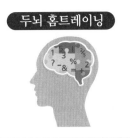

주의집중 시각적 변화	월 일

눈에 보이는 사물에 빛을 비추면 반대편에 사물의 그림자가 또렷하게 나타나죠. 여기에도 사물과 그림자들이 있네요. 그런데 사물의 진짜 그림자는 과연 어떤 것일까요?

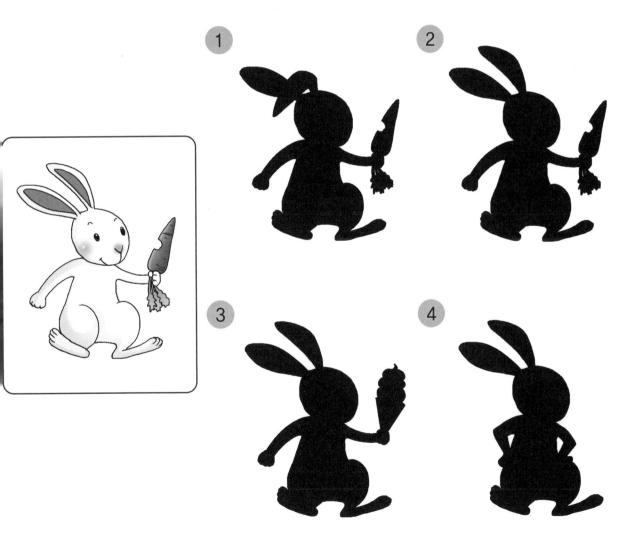

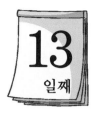

13 일째 색깔과 단어 매치

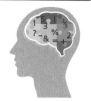

언어 및
시각 이해와 결합

월   일

빨강, 노랑, 파랑, 초록, 검정, 주황, 하양. 많은 글자들이 있습니다. 그런데 글자와
글자의 색이 일치하는 것도 있고, 아닌 것도 있네요. 빨강이라고 표시된 글자가 빨간
색이라면 일치하는 것입니다. 일치하는 글자에 동그라미를 쳐 보세요.

빨강	파랑	노랑	초록	검정
하양	초록	파랑	주황	노랑
검정	빨강	노랑	파랑	하양
파랑	검정	초록	빨강	검정
노랑	주황	파랑	초록	빨강
빨강	노랑	파랑	하양	검정

숫자판 헤아리기

14
일째

주의집중
내용 파악

월   일

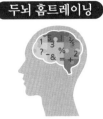

아래에 있는 숫자판에 여러 가지 숫자가 흩어져 있네요. 순서대로 1부터 25번까지 손가락으로 짚어가면서 "하나, 둘, 셋..."하면서 헤아려 봅시다. 얼마나 빨리 찾고 헤아릴 수 있나요? 한글로 된 숫자도 찾아야 합니다.

사	9	13	19	6
25	1	16	8	12
14	20	십일	이십이	2
칠	24	18	3	17
23	오	십오	21	10

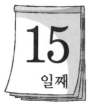

틀린그림찾기

주의집중
시각적 내용 파악

월   일

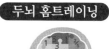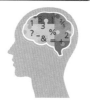

꽃이 활짝 피었습니다. 화전을 해 먹는 모습에서 향긋한 향기까지 느껴집니다. 그런데 어라, 이상하네요. 두 그림이 조금씩 다릅니다. 어디가 다를까요? 위아래의 그림에서 서로 다른 부분을 찾아보세요. 모두 5곳이 다릅니다.

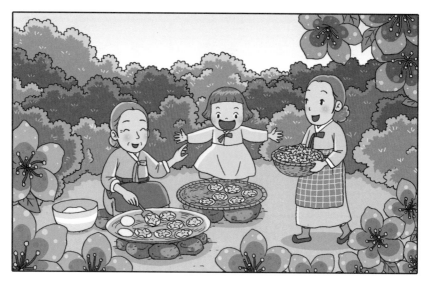

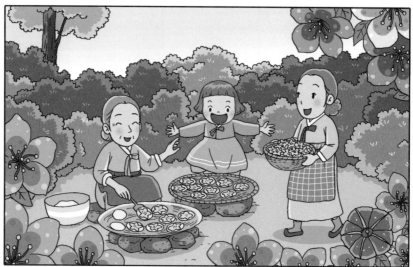

16 일째 돈 계산하기

주의집중 및 계산력 | 월 일

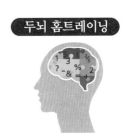

바닥에 지폐와 동전들이 수북히 쌓여 있습니다. 겹쳐진 면을 모두 잘 살펴 보세요. 그리고 지폐와 동전의 앞뒷면도 잘 살펴보세요. 그런데 가만있어 보자. 이게 모두 얼마일까요?

원

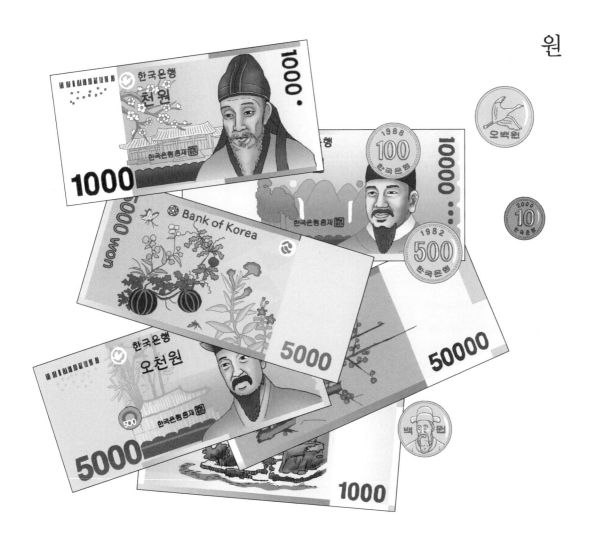

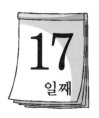

17일째 따라읽기 / 따라쓰기

언어 표현과 이해하기

월   일

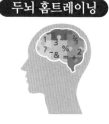

좋은 글은 몸가짐과 마음가짐을 바르게 하는데 도움이 됩니다. 그리고 좋은 글을 따라 읽고, 따라 쓰다 보면 어느새 자신의 마음도 평온해지고, 긍정적으로 바뀝니다.

읽 기 아래 문장을 천천히 음미하면서 읽어 봅니다.

　잣은 우리나라의 특산 토종 식물의 식품입니다. 비슷한 나무가 중국이나 일본 등지에 있지만 이것은 비슷할 뿐 우리가 말하는 잣이 아닙니다. 따라서 엄밀히 말하면 잣은 우리나라 고유의 수종이라 할 수 있습니다. 백자, 송자, 해송자 등의 이름으로도 불리는 잣은 소나무 과에 속하는 잣나무의 여문 씨를 말하는데, 솔방울처럼 생긴 굳은 껍질 속에 들어 있습니다. 잣은 주로 우리나라의 한강 이북 지방에 많이 분포하는데 특히 가평군 일대에 많이 납니다. 가평의 특산물 하면 바로 잣을 떠올릴 정도입니다. 잣은 기름기가 많아 맛이 아주 고소합니다. 잣에는 지방과 단백질 외에도 철, 인이 많이 함유되어 있으며 올레산, 리놀산, 리놀레인산 등의 불포화지방산이 많아서 혈압을 내려주며 피부를 윤택하게 합니다. 불포화지방산은 콜레스테롤과 같은 혈액 속의 노폐물을 억제하여 동맥경화 및 중풍을 예방합니다. 그리고 비위를 튼튼하게 해주고, 눈과 귀를 밝게 해주는 역할도 하며 뇌신경 쇠약에도 효과가 있습니다.

쓰 기 다음 글자 위에 펜으로 따라 쓰세요.

사나운 짐승은 길들이기 쉬워도
사람의 마음은 항복받기 어렵고,
깊은 골짝은 채우기 쉬워도
사람의 마음은 채우기 어렵다.

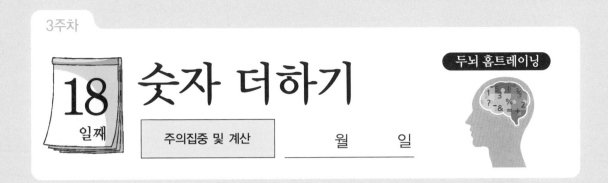

숫자 더하기

주의집중 및 계산

월   일

두뇌 홈트레이닝

숫자들이 피라미드 쌓기를 하면서 올라갑니다. 아래 숫자들이 모여서 위의 큰 숫자가 됩니다. 왼쪽과 오른쪽의 숫자의 합이 바로 위 블록의 숫자입니다. 빈 칸에 들어갈 숫자를 찾아보세요.

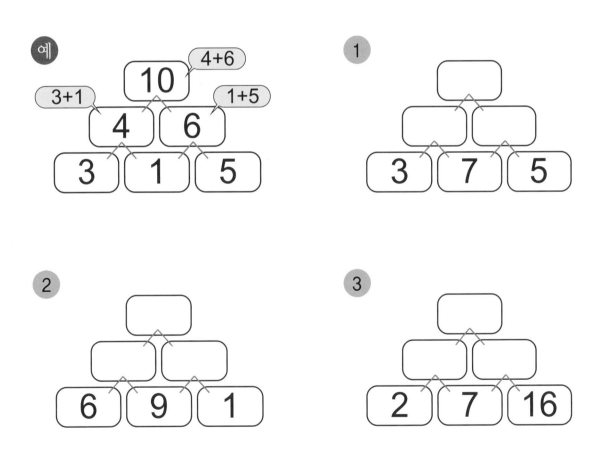

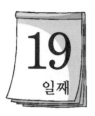

19 일째

도형 결합하기

공간 파악
변화 이해

월   일

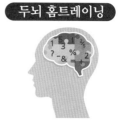

보기 A~J까지 모두 10개의 서로 다른 연두색의 도형들이 있습니다. 아래의 회색 도형은 위 도형 중 두 개를 합친 것입니다. 어떤 도형을 합쳐야 이런 모양이 나올까요? 기호를 써 보세요.

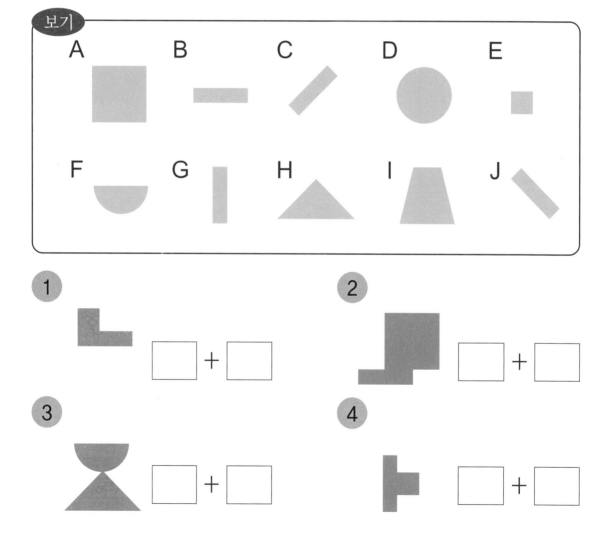

보기

A   B   C   D   E

F   G   H   I   J

1   ☐ + ☐

2   ☐ + ☐

3   ☐ + ☐

4   ☐ + ☐

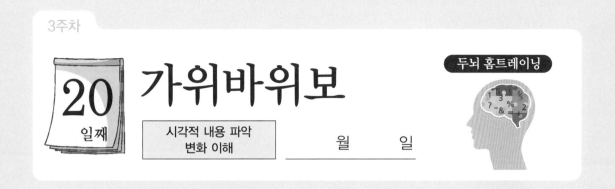

20 일째 가위바위보

두뇌 홈트레이닝

시각적 내용 파악
변화 이해

월   일

어릴 때 많이 하는 놀이인 가위바위보네요. 어라? 자세히 보니 연결된 두 손 모양중 이긴 것이 마지막 승자가 되군요. 누가 승자가 될지 알아봅시다.

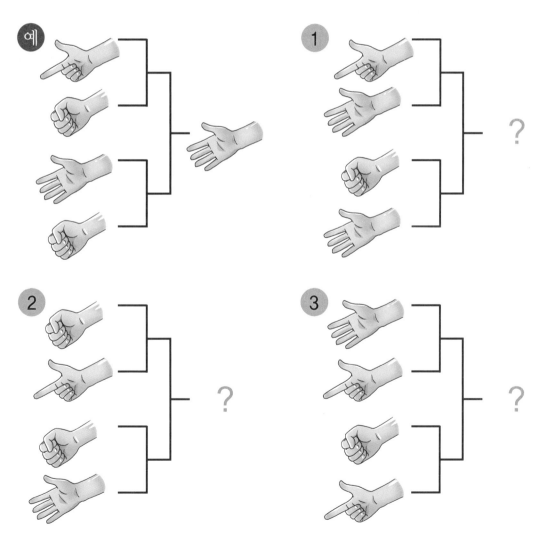

51

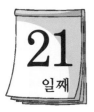

21 일째 숫자판 헤아리기

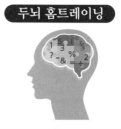

주의집중 내용 파악

월_____ 일_____

아래에 있는 숫자판에 여러 가지 숫자가 흩어져 있네요. 순서대로 1부터 25번까지 손가락으로 짚어가면서 "하나, 둘, 셋…"하면서 헤아려 봅시다. 얼마나 빨리 찾고 헤아릴 수 있나요? 한글로 된 숫자도 찾아야 합니다.

3	15	6	18	11
십사	7	십구	17	9
21	10	13	2	이십이
23	16	4	24	12
일	팔	20	5	25

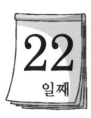
22
일째

전체와 부분

시각적 변화 파악 및
주변 사물 파악

월   일

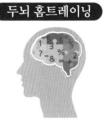
두뇌 홈트레이닝

날씨가 더울 때는 선풍기만한 친구가 없죠. 그런데 오른쪽 윗편의 검게 된 부분은 지워져서 보이질 않네요. 과연 원래는 어떤 모습이었을지 아래 그림에서 찾아보세요.

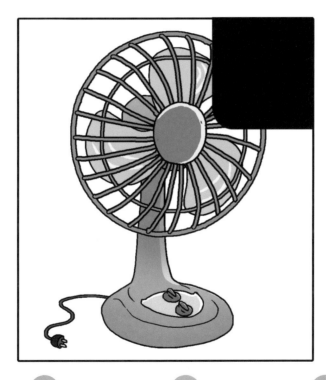

①

②

③

④

23 일째 돈 계산하기

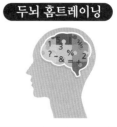

주의집중 및 계산력

월   일

바닥에 지폐와 동전들이 수북히 쌓여 있습니다. 누군지는 몰라도 용돈을 두둑히 받은 모양입니다. 그런데 가만있어 보자. 이게 모두 얼마일까요? 지폐와 동전의 앞뒷면과 겹친 부분을 잘 살펴보세요.

원

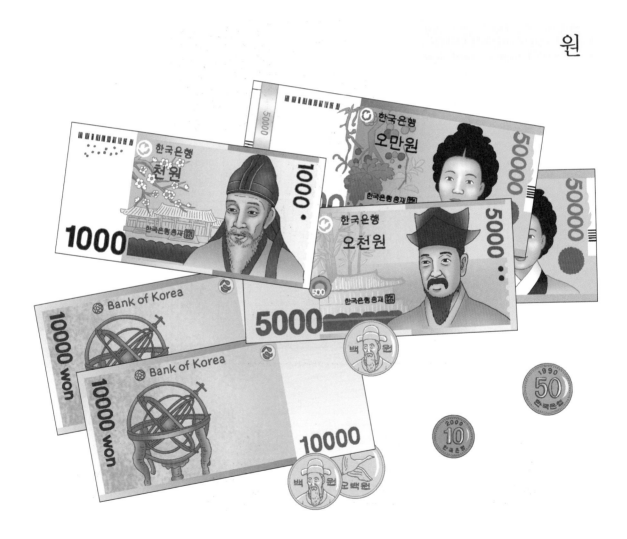

24 일째 따라읽기 / 따라쓰기

언어 표현과 이해하기

월   일

두뇌 홈트레이닝

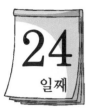
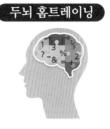

좋은 글은 몸가짐과 마음가짐을 바르게 하는데 도움이 됩니다. 그리고 좋은 글을 따라 읽고, 따라 쓰다 보면 어느새 자신의 마음도 평온해지고, 긍정적으로 바뀝니다. 어떤 글을 읽다보면 사물들의 모양과 냄새와 색깔까지도 느껴집니다.

읽기 아래 문장을 천천히 음미하면서 읽어 봅니다.

우리가 먹는 많은 채소들이 우리 곁에 일 년 열두 달 있습니다. 들과 밭에서 자라는 이것들은 푸릇푸릇한 기운을 가지고 있습니다. 땅 위에서, 땅 속에서 여물어가는 것들도 있고, 물기를 머금고 잎을 활짝 피운 것도 있습니다. 우엉, 연근, 당근, 쑥갓, 고비, 봄동, 참취, 순무, 양파, 달래, 돌미나리, 냉이, 씀바귀, 고들빼기, 쑥, 두릅, 원추리, 고사리, 양상추, 머위, 죽순, 상추, 양배추, 완두, 미나리, 도라지, 양파, 마늘, 더덕, 마늘종, 오이, 호박, 근대, 부추, 감자, 부추, 가지, 피망, 애호박, 노각, 열무, 풋고추, 깻잎, 옥수수, 고구마, 토란, 느타리버섯, 붉은 고추, 표고버섯, 꽈리고추, 배추, 무 같은 것들입니다.

쓰기 다음 글자 위에 펜으로 따라 쓰세요.

몸가짐을 가볍게 말라.
가볍게 하면 사물에 마음을 주게 되어
여유 있고 침착함을 잃게 된다.
마음가짐을 무겁게 하지 말라.
너무 무거우면 마음속의 사물에 얽매여
시원스럽고 활달함을 잃게 된다.

25
일째

주사위 숫자 더하기

두뇌 홈트레이닝

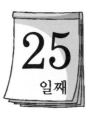

상황 유추하기
계산하기

월   일

주사위를 던지면 나오는 눈금의 숫자와 반대편의 숫자를 합치면 항상 7이 된다는 사실을 아시나요? 만약 앞면의 숫자가 1이라면 반대편의 숫자는 6인 것입니다. 이런 식으로 한번 더 생각해서 주사위 뒷면의 숫자들을 계산해 보세요.

예

뒷면6   뒷면3   뒷면4   6+3−4

⦁ + ⦁⦁⦁⦁ − ⦁⦁⦁ = 5

1

⦁ + ⦁⦁⦁⦁⦁⦁ − ⦁⦁⦁⦁⦁ = ☐

2

⦁⦁⦁⦁⦁ + ⦁⦁⦁⦁ + ⦁⦁ = ☐

3

⦁ − ⦁⦁⦁ − ⦁⦁⦁⦁⦁⦁ = ☐

26 일째 실물과 그림자

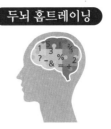

주의집중
시각적 변화

월   일

눈에 보이는 사물에 빛을 비추면 반대편에 사물의 그림자가 또렷하게 나타나죠. 여기에도 사물과 그림자들이 있네요. 그런데 야구를 하고 있는 두 사람의 진짜 그림자는 과연 어떤 것일까요?

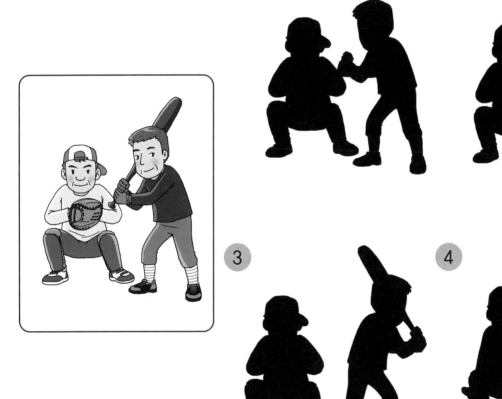

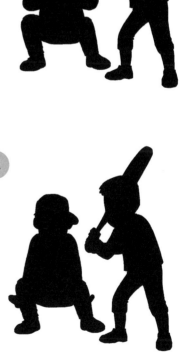

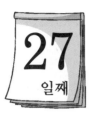

27 일째 색깔과 단어 매치

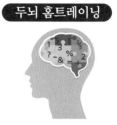

| 언어 및 시각 이해와 결합 | 월   일 |

빨강, 노랑, 파랑, 초록, 검정, 주황, 하양. 많은 글자들이 있습니다. 그런데 글자와 글자의 색이 일치하는 것도 있고, 아닌 것도 있네요. 빨강이라고 표시된 글자가 빨간 색이라면 일치하는 것입니다. 일치하는 글자에 동그라미를 쳐 보세요.

노랑	초록	검정	하양	초록
파랑	초록	노랑	검정	빨강
노랑	파랑	하양	파랑	검정
초록	빨강	검정	노랑	주황
파랑	초록	빨강	빨강	초록
파랑	하양	검정	노랑	파랑

28
일째

숫자판 헤아리기

두뇌 홈트레이닝

주의집중
내용 파악

월   일

아래에 있는 숫자판에 여러 가지 숫자가 흩어져 있네요. 순서대로 1부터 25번까지 손가락으로 짚어가면서 "하나, 둘, 셋..."하면서 헤아려 봅시다. 얼마나 빨리 찾고 헤아릴 수 있나요? 한글도 헤아려야 합니다.

5	18	9	14	2
13	6	22	십구	11
24	21	10	15	20
16	일	25	17	3
23	사	12	칠	8

뇌가 좋아하는 위, 아래 삼각형 체조

1 양손 모두 다 검지손가락을 펴고 주먹을 쥔 다음 양손을 머리 높이로 하고 벌립니다.

2 오른손은 비스듬하게 아래로 내리고, 왼손은 바로 아래로 내립니다. 이때 주의할 점은 오른손과 왼손을 동시에 움직여야 한다는 것입니다.

3 오른 손을 옆으로 일직선으로 이동하고, 왼손은 바로 위로 올립니다. 이때도 동시에 움직일 수 있도록 합니다.

4 오른 손을 위쪽으로 비스듬하게 올리고 왼손은 다시 아래로 내립니다. 박자에 맞춰서 이 동작을 계속합니다.

이것은 쉽게 말해서 왼손은 계속해서 위, 아래로 움직이고 오른손은 계속해서 삼각형을 그리는 것입니다. 삼각형의 모양이 작아지거나 이상해지지 않도록 주의하면서 움직입니다.

정확한 동작으로 30초에서 1분 정도 해 봅니다. 빨리 하는 것보다 중요한 것은 정확하게 동작을 만들어 내는 것입니다.

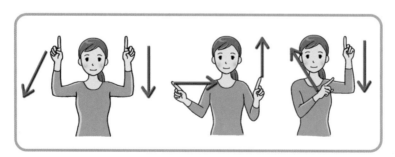

응용편

이번에는 익숙해진 왼손과 오른손을 바꿔서 해 봅니다. 동작을 정확히 해서 몇 번 바꿔서 해서 익숙해지면 이제 좀 더 빨리 해 보도록 합니다.

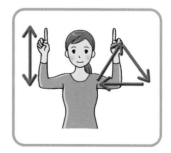

BRAIN
TRAINING
두뇌 홈트레이닝
2개월

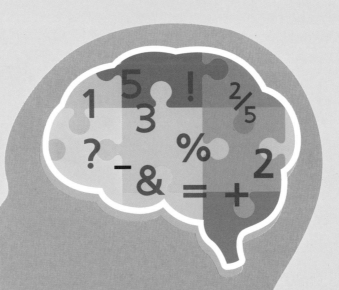

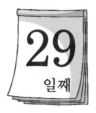

틀린그림찾기

29
일째

| 주의집중
시각적 내용 파악 | 월 | 일 |

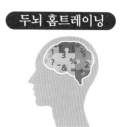

창포물에 머리 감고, 그네 타는 단오입니다. 어라, 이상하네요. 주변 풍경과 사람들의 모습이 조금씩 다릅니다. 어디가 다를까요? 위아래의 그림에서 서로 다른 부분을 찾아보세요. 모두 5곳이 다릅니다.

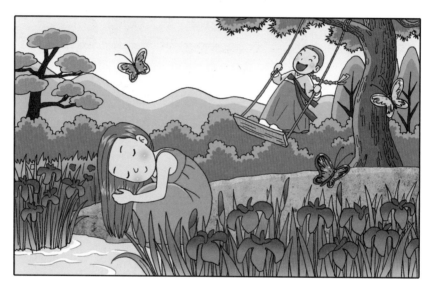

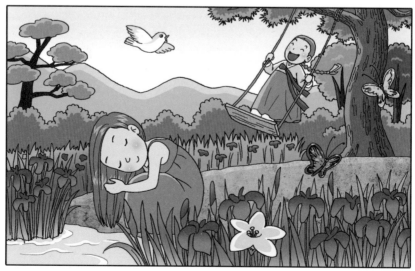

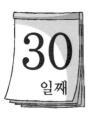

30 일째 돈 계산하기

주의집중 및 계산력

월 일

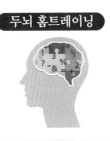

바닥에 지폐와 동전들이 수북합니다. 여기저기 넣어 둔 돈들을 모두 모았나 봅니다.
그런데 가만있어 보자. 이게 모두 얼마일까요?

원

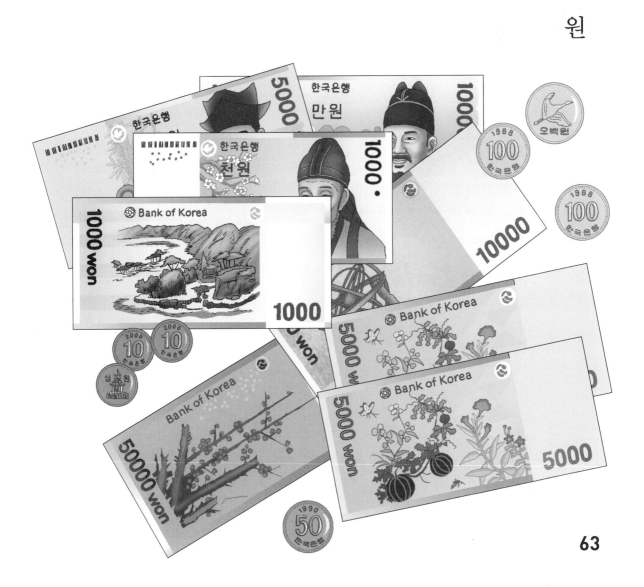

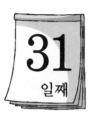

31 일째 따라읽기 / 따라쓰기

언어 표현과 이해하기

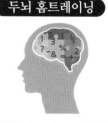

두뇌 홈트레이닝

월   일

좋은 글은 몸가짐과 마음가짐을 바르게 하는데 도움이 됩니다. 그리고 좋은 글을 따라 읽고, 따라 쓰다 보면 어느새 자신의 마음도 평온해지고, 긍정적으로 바뀝니다.

읽기   아래 문장을 천천히 음미하면서 읽어 봅니다.

　제철에 나는 과일과 열매들은 달고, 새콤하고 시원하고, 상큼한 맛을 가지고 있습니다. 귤과 사과, 딸기, 금귤, 앵두, 토마토, 참외, 매실, 수박, 자두, 배, 포도, 석류, 무화과, 감, 밤, 대추, 유자, 오미자, 모과, 키위, 유자, 은행, 바나나 같은 것들이 있습니다. 희고, 노랗고, 빨갛고, 보랏빛이거나 초록빛의 이 과일과 열매들은 제각각의 크기와 모양을 가지고 있습니다. 동글동글하고, 길쭉하고, 작고, 크고, 주렁주렁 달리거나, 큼직하게 두 손으로 겨우 잡히는 갖가지 모양을 하고 있습니다.

쓰기   다음 글자 위에 펜으로 따라 쓰세요.

남의 작은 허물을 꾸짖지 말고

남의 비밀을 들추어내지 말며

남의 지나간 과오를 마음에 두지 말라.

이 세 가지를 명심하면

스스로의 덕을 기를 수 있으며

또한 해를 멀리할 수 있다.

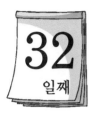

32 일째 숫자 더하기

주의집중 및 계산

월   일

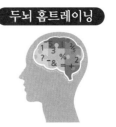
두뇌 홈트레이닝

숫자들이 피라미드 쌓기를 하면서 올라갑니다. 아래 숫자들이 모여서 위의 큰 숫자가 됩니다. 왼쪽과 오른쪽의 숫자의 합이 바로 위 블록의 숫자입니다. 빈 칸에 들어갈 숫자를 찾아보세요.

예

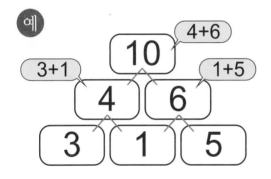

1

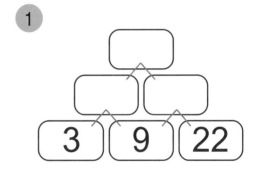

2

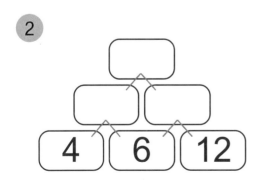

3

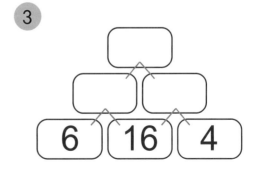

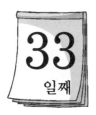

33 일째 도형 결합하기

공간 파악
변화 이해

월 　　일

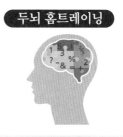

보기 A~J까지 모두 10개의 서로 다른 연두색의 도형들이 있습니다. 아래의 회색 도형은 위 도형 중 두 개를 합친 것입니다. 어떤 도형을 합쳐야 이런 모양이 나올까요? 기호를 써 보세요.

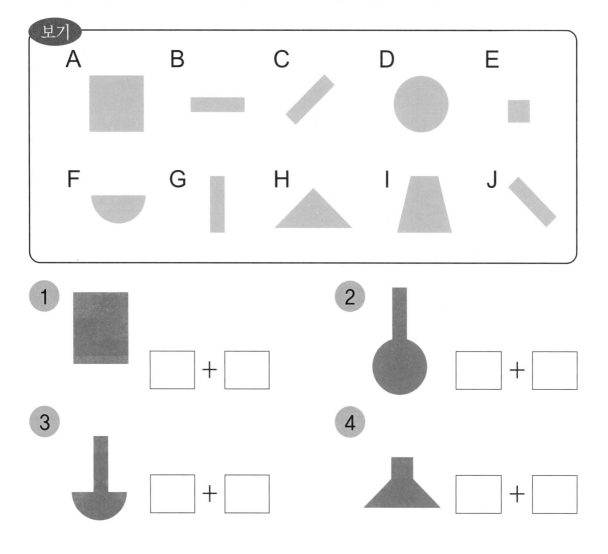

34 일째 가위바위보

시각적 내용 파악
변화 이해

월   일

두뇌 홈트레이닝

어릴 때 많이 하는 놀이인 가위바위보네요. 어라? 자세히 보니 연결된 두 손 모양중
이긴 것이 마지막 승자가 되는군요. 누가 승자가 될지 알아봅시다.

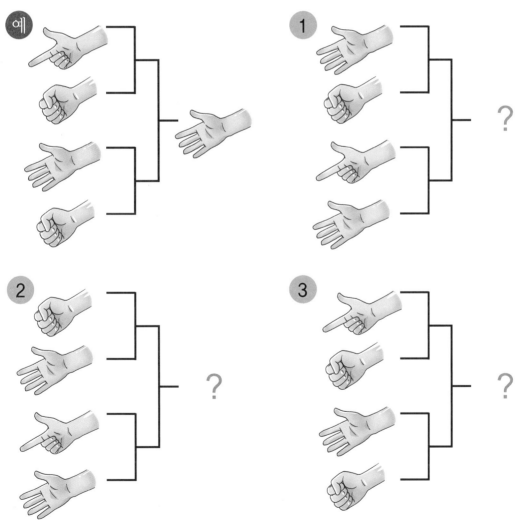

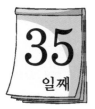

숫자판 헤아리기

주의집중 내용 파악

월   일

아래에 있는 숫자판에 여러 가지 숫자가 흩어져 있네요. 순서대로 1부터 25번까지 손가락으로 짚어가면서 "하나, 둘, 셋…"하면서 헤아려 봅시다. 얼마나 빨리 찾고 헤아릴 수 있나요? 한글로 된 숫자도 찾아야 합니다.

5	21	11	7	십팔
23	십삼	17	2	3
16	22	9	19	12
팔	1	14	24	이십
25	10	4	15	6

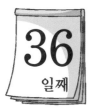

전체와 부분

시각적 변화 파악 및
주변 사물 파악

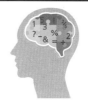

월   일

바구니 속에 강아지와 고양이가 사이좋게 들어가 있네요. 그런데 아래쪽 검게 된 부분은 지워져서 보이질 않습니다. 과연 원래는 어떤 모습이었을지 아래 그림에서 찾아보세요.

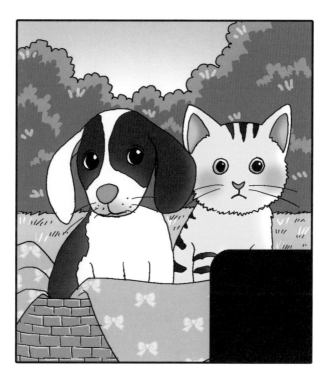

①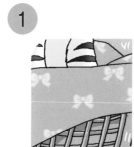

②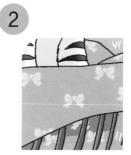

③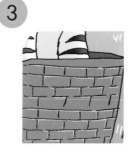

④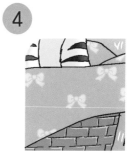

37 일째 돈 계산하기

주의집중 및 계산력

월 일

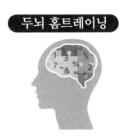

두뇌 홈트레이닝

바닥에 지폐와 동전들이 어지럽게 놓여 있습니다. 저금통이라도 깬 모양입니다.
앞뒷면을 잘 살펴보세요. 그런데 가만있어 보자. 이게 모두 얼마일까요?

원

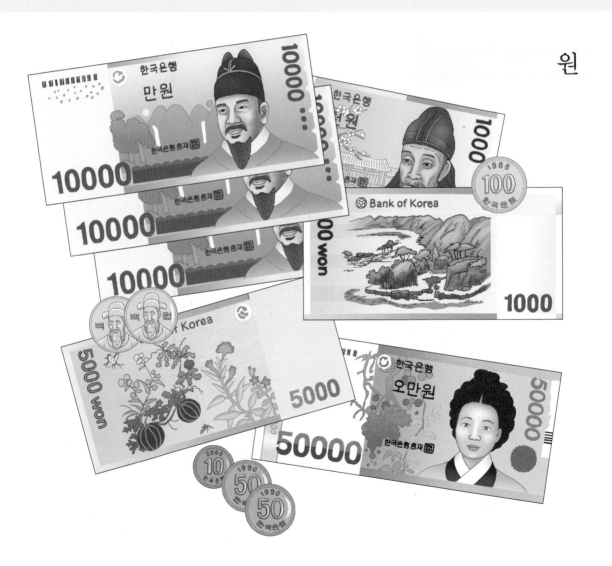

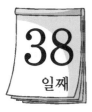

38
일째

따라읽기 / 따라쓰기

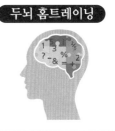

언어 표현과 이해하기

월   일

좋은 글은 몸가짐과 마음가짐을 바르게 하는데 도움이 됩니다. 그리고 좋은 글을 따라 읽고, 따라 쓰다 보면 어느새 자신의 마음도 평온해지고, 긍정적으로 바뀝니다.

읽기 아래 문장을 천천히 음미하면서 읽어 봅니다.

　밥상위에 밥, 죽, 탕, 국, 찌개, 전골, 찜, 전, 적, 조림, 볶음, 구이, 튀김, 나물, 초절임, 냉채, 국수, 밑반찬이 가득합니다. 대보름에는 나물, 떡, 오곡밥을 지어 먹습니다. 두고두고 먹을 저장식품은 뭐니 뭐니 해도 젓갈이 떠오릅니다. 어리굴젓, 게젓, 밴댕이젓, 곤쟁이젓, 뱅어젓, 조개젓, 꼴뚜기젓, 멸치젓, 황석어젓, 소라젓, 오징어젓, 새우젓, 조기젓이 있습니다. 하지만 짜게 먹을 수 있으니, 주의해야 합니다.

　장아찌도 있습니다. 김장아찌, 미나리장아찌, 풋마늘장아찌, 더덕장아찌, 마늘장아찌, 고추장아찌, 깻잎장아찌, 참외장아찌, 오이장아찌, 오이지, 단무지, 무말랭이장아찌가 생각납니다. 장아찌도 맛은 있지만 짜게 먹을 수 있으니 조금씩만 먹도록 합니다.

쓰기 다음 글자 위에 펜으로 따라 쓰세요.

늙어서 생기는 병은

모두 젊어서 불러들인 것이며

쇠퇴한 후의 재앙은

모두 흥성할 때에 만들어진 것이다.

그러므로 가장 번성할 때에 미리 조심해야 한다.

39 일째 주사위 숫자 더하기

두뇌 홈트레이닝

상황 유추하기
계산하기

월   일

주사위를 던지면 나오는 눈금의 숫자와 반대편의 숫자를 합치면 항상 7이 된다는 사실을 아시나요? 만약 앞면의 숫자가 1이라면 반대편의 숫자는 6인 것입니다. 이런 식으로 한번 더 생각해서 주사위 뒷면의 숫자들을 계산해 보세요.

예

뒷면6   +   뒷면3   −   뒷면4   =   6+3−4

= 5

1   ⚀ + ⚂ − ⚃ =

2   ⚀ + ⚃ + ⚄ =

3   ⚂ − ⚄ − ⚅ =

40 일째 실물과 그림자

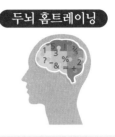

주의집중 시각적 변화

월   일

눈에 보이는 사물에 빛을 비추면 반대편에 사물의 그림자가 또렷하게 나타나죠. 여기에도 사물과 그림자들이 있네요. 그런데 사물의 진짜 그림자는 과연 어떤 것일까요?

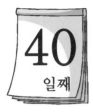

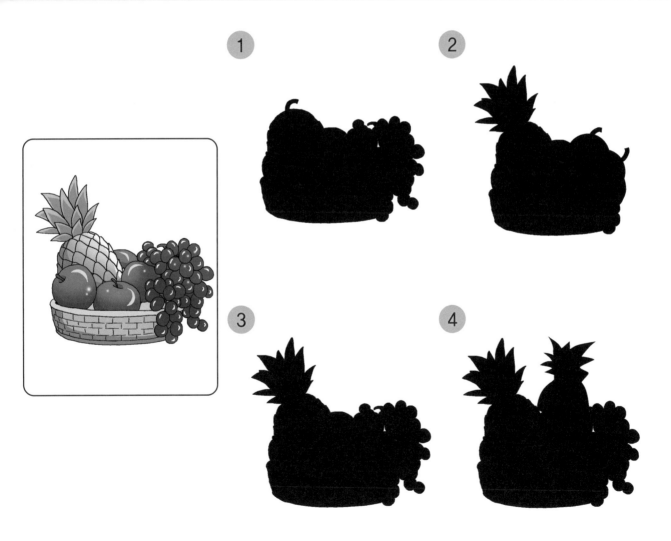

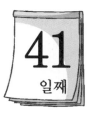

41 일째 색깔과 단어 매치

언어 및
시각 이해와 결합

월   일

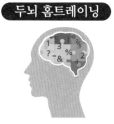
두뇌 홈트레이닝

빨강, 노랑, 파랑, 초록, 검정, 주황, 하양. 많은 글자들이 있습니다. 그런데 글자와 글자의 색이 일치하는 것도 있고, 아닌 것도 있네요. 빨강이라고 표시된 글자가 빨간 색이라면 일치하는 것입니다. 일치하는 글자에 동그라미를 쳐 보세요.

초록	검정	하양	초록	파랑
주황	노랑	검정	빨강	노랑
파랑	하양	파랑	검정	초록
빨강	빨강	노랑	주황	파랑
초록	빨강	빨강	노랑	파랑
하양	검정	파랑	하양	파랑

42 일째 숫자판 헤아리기

두뇌 홈트레이닝

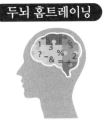

주의집중 내용 파악

월   일

아래에 있는 숫자판에 여러 가지 숫자가 흩어져 있네요. 순서대로 1부터 25번까지 손가락으로 짚어가면서 "하나, 둘, 셋..."하면서 헤아려 봅시다. 얼마나 빨리 찾고 헤아릴 수 있나요? 한글로 된 숫자도 찾아야 합니다.

23	구	4	19	1
14	5	15	17	11
8	22	13	십	20
25	이	21	7	24
18	12	육	16	3

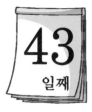

43 틀린그림찾기

일째

주의집중
시각적 내용 파악

월 일

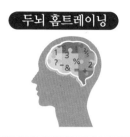

여름날 계곡으로 가서 물고기 잡던 시절이 있었습니다. 즐거운 여름입니다. 어라, 그런데 조금 이상하네요. 위아래 그림이 조금씩 다릅니다. 어디가 다를까요? 서로 다른 부분을 찾아보세요. 모두 5곳이 다릅니다.

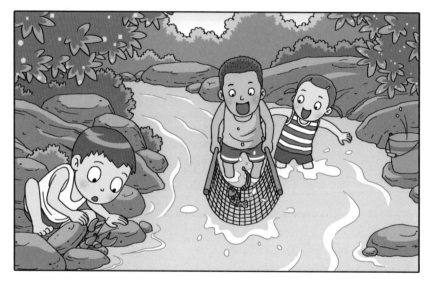

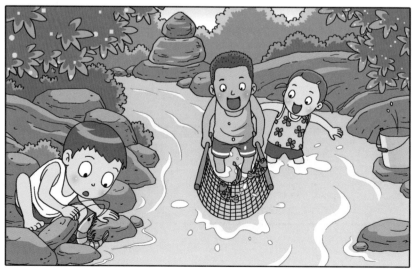

44 돈 계산하기
일째

주의집중 및 계산력

월 일

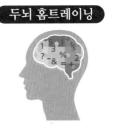

바닥에 지폐와 동전들을 내려놓고 계산을 해 봅니다. 이 돈으로 손자들에게 용돈을 주고 선물이라도 사 주려고 합니다. 그런데 가만있어 보자. 이게 모두 얼마일까요? 앞뒷면을 잘 살펴보세요.

원

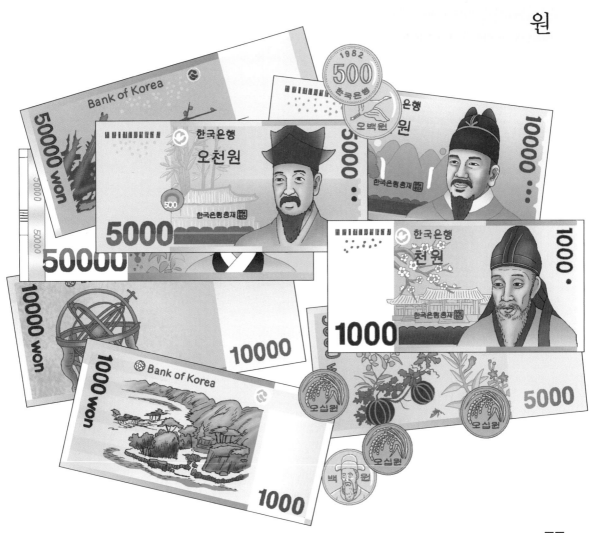

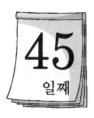

45 일째 따라읽기 / 따라쓰기

언어 표현과 이해하기

월 일

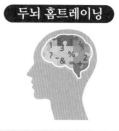

좋은 글은 몸가짐과 마음가짐을 바르게 하는데 도움이 됩니다. 그리고 좋은 글을 따라 읽고, 따라 쓰다 보면 어느새 자신의 마음도 평온해지고, 긍정적으로 바뀝니다.

읽기 아래 문장을 천천히 음미하면서 읽어 봅니다.

우리 몸에는 필요한 영양소가 제각각 있습니다. 탄수화물, 단백질, 지방, 칼슘, 비타민, 무기질 등이 그것입니다. 이러한 영양소는 하나라도 부족하면 몸에 힘이 없고 병에 걸리기 쉽습니다. 그래서 편식하지 말고 골고루 섭취하야 합니다.

먼저 지방은 몸에서 힘을 내고 체온을 유지시켜 주는 역할을 합니다. 특히 뇌에 영양원을 공급하기 때문에 중요합니다. 식물성 기름, 땅콩, 호두 등에 많이 들어 있습니다. 칼슘은 뼈와 이를 튼튼하게 해 줍니다. 멸치, 뱅어포, 잔새우, 우유, 치즈 등에 많이 들어 있습니다. 단백질은 피와 살을 만들어 줍니다. 각종 고기와 생선, 콩, 계란, 두부 등에 많이 들어 있습니다. 비타민과 무기질은 몸의 각 부분이 일을 잘하게 도와주기 때문에 부족하면 쉽게 피곤해집니다. 각종 채소와 과일, 버섯 등에 많이 들어 있습니다. 탄수화물은 우리 몸이 움직이는데 필요한 힘을 내는 연료입니다. 밥, 빵, 감자, 옥수수, 떡, 국수 등에 많이 들어 있습니다.

쓰기 다음 글자 위에 펜으로 따라 쓰세요.

세상을 뒤덮는 공로도

'자랑할 긍(矜)' 字 하나를 못 당하고

하늘에 가득 찬 허물도

'뉘우칠 회(悔)' 字 하나를 못 당한다.

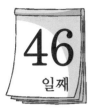

숫자 더하기

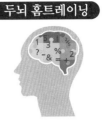

46 일째

| 주의집중 및 계산 | 월   일 |

숫자들이 피라미드 쌓기를 하면서 올라갑니다. 아래 숫자들이 모여서 위의 큰 숫자가 됩니다. 왼쪽과 오른쪽의 숫자의 합이 바로 위 블록의 숫자입니다. 빈 칸에 들어갈 숫자를 찾아보세요.

예

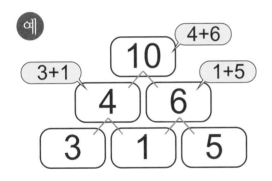

1

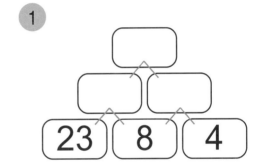

2

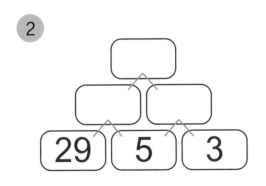

3

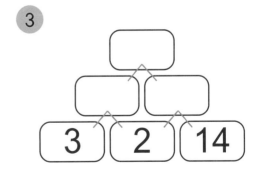

47 일째 도형 결합하기

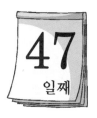

공간 파악
변화 이해

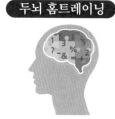

월   일

보기 A~J까지 모두 10개의 서로 다른 연두색의 도형들이 있습니다. 아래의 회색 도형은 위 도형 중 두 개를 합친 것입니다. 어떤 도형을 합쳐야 이런 모양이 나올까요? 기호를 써 보세요.

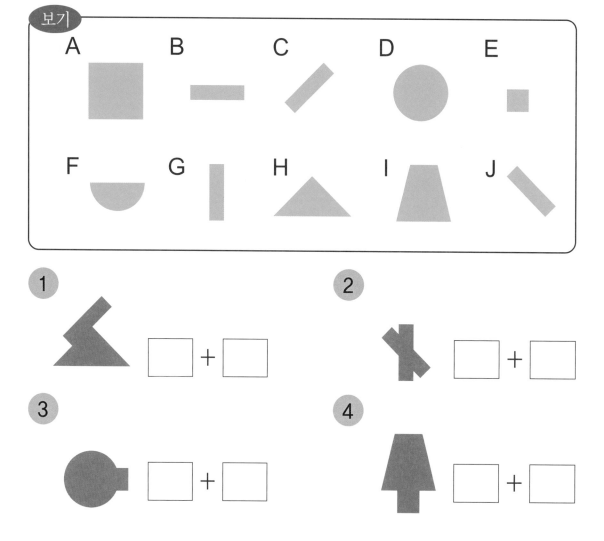

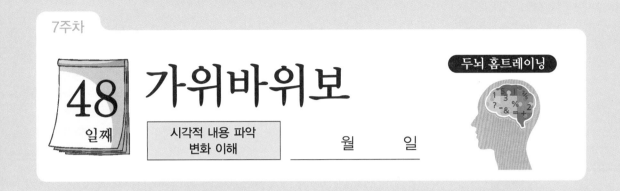

48일째 가위바위보

두뇌 홈트레이닝

시각적 내용 파악
변화 이해

월   일

어릴 때 많이 하는 놀이인 가위바위보네요. 어라? 자세히 보니 연결된 두 손 모양 중 이긴 것이 마지막 승자가 되는군요. 누가 승자가 될지 알아봅시다.

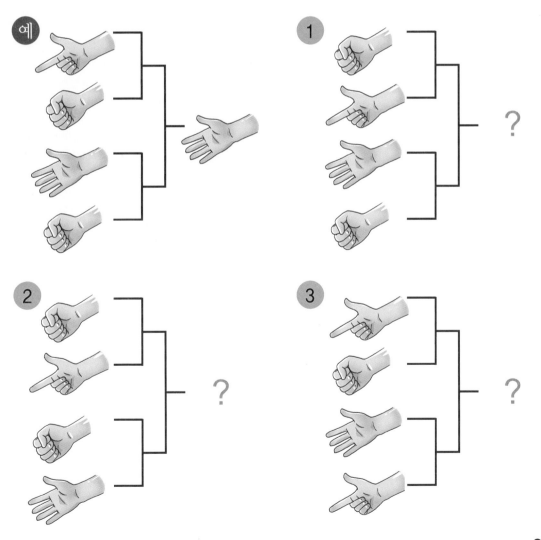

49 일째 숫자판 헤아리기

두뇌 홈트레이닝

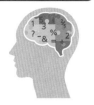

주의집중
내용 파악

월   일

아래에 있는 숫자판에 여러 가지 숫자가 흩어져 있네요. 순서대로 1부터 25번까지 손가락으로 짚어가면서 "하나, 둘, 셋..."하면서 헤아려 봅시다. 얼마나 빨리 찾고 헤아릴 수 있나요? 한글로 된 숫자도 찾아야 합니다.

18	6	21	3	십일
4	십	16	25	1
15	24	십구	7	13
23	이	22	14	20
8	17	12	5	9

50 일째

전체와 부분

시각적 변화 파악 및
주변 사물 파악

월   일

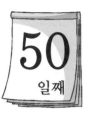
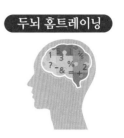

여름을 지나 이제 가을로 접어듭니다. 해바라기가 쑥 큰 모습입니다. 그런데 윗쪽 검게 된 부분은 지워져서 보이질 않습니다. 과연 원래는 어떤 모습이었을지 아래 그림에서 찾아보세요.

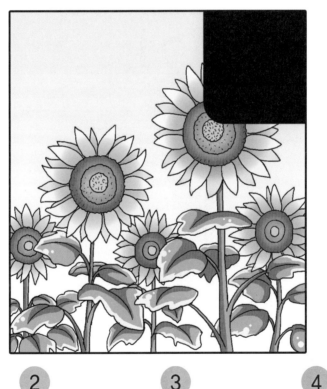

1

2

3
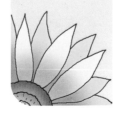

4

83

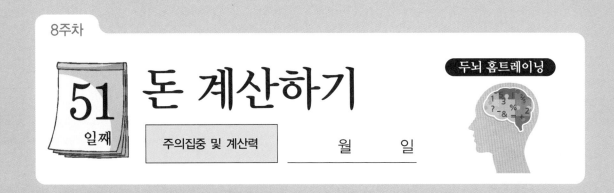

51 일째 돈 계산하기

두뇌 홈트레이닝

주의집중 및 계산력   월   일

바닥에 지폐와 동전들이 어지럽게 놓여 있습니다. 저금통이라도 깬 모양입니다.
앞뒷면을 잘 살펴보세요. 그런데 가만있어 보자. 이게 모두 얼마일까요?

원

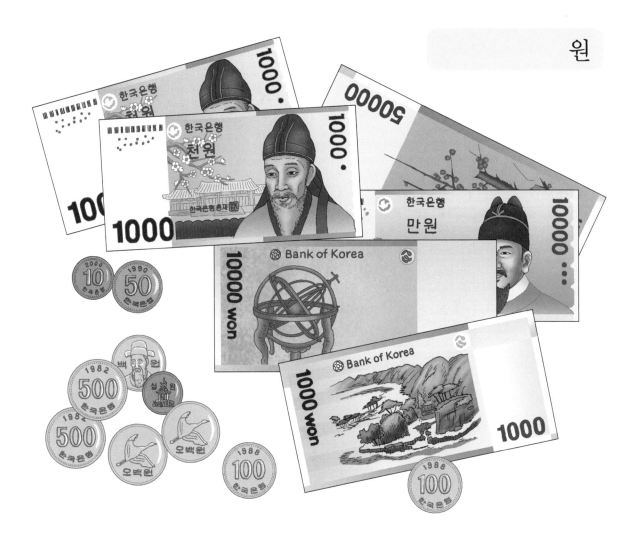

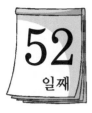

52 일째 따라읽기 / 따라쓰기

언어 표현과 이해하기

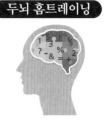

두뇌 홈트레이닝

월   일

좋은 글은 몸가짐과 마음가짐을 바르게 하는데 도움이 됩니다. 그리고 좋은 글을 따라 읽고, 따라 쓰다 보면 어느새 자신의 마음도 평온해지고, 긍정적으로 바뀝니다.

읽기   아래 문장을 천천히 음미하면서 읽어 봅니다.

　조기를 소금에 절여서 통째로 말린 것을 굴비라고 합니다. 조기는 모양과 색깔에 따라서 참조기, 수조기(부세기), 백조기(보구치), 흑조기 등으로 분류되며, 이 중에서 참조기가 가장 맛이 좋아 굴비의 재료로 쓰입니다. 참조기는 몸이 통통하며 둥글고 배에 노르스름한 빛을 띠고 있습니다. 이런 참조기를 잡아 올려 천일염으로 염장을 하고 그늘에 매달아 말리면 먹음직스런 굴비가 되어 밥상에 오르게 됩니다. 조기에는 단백질과 아미노산이 풍부하게 들어 있습니다. 주로 국이나 매운탕, 찜으로 먹고, 굴비는 통째로 굽거나 조림을 해서 먹습니다. 굴비를 보리 속에 오랫동안 넣어둔 뒤 고추장에 찍어 먹는 보리굴비는 굴비의 참맛을 즐길 수 있다고 합니다. 한다. 귀하고 맛있는 생선인 조기는 그래서 관혼상제의 의식을 치를 때 꼭 상에 올랐습니다.

쓰기   다음 글자 위에 펜으로 따라 쓰세요.

언제나 가까운 길을 가라.

가까운 길이란 자연에 순응하는 길이다.

그렇게 하면 모든 일을

가장 건전한 이성에 따라서

말하고 행동할 수 있을 것이다.

53
일째

주사위 숫자 더하기

| 상황 유추하기 |
| 계산하기 |

월   일

주사위를 던지면 나오는 눈금의 숫자와 반대편의 숫자를 합치면 항상 7이 된다는 사실을 아시나요? 만약 앞면의 숫자가 1이라면 반대편의 숫자는 6인 것입니다. 이런 식으로 한번 더 생각해서 주사위 뒷면의 숫자들을 계산해 보세요.

예   뒷면6   뒷면3   뒷면4   6+3−4

$\boxed{\,\cdot\,} + \boxed{\,:\,:\,} - \boxed{\,∴\,} = \boxed{5}$

1   $\boxed{\,:\!\cdot\!:\,} + \boxed{\,∴\,} - \boxed{\,:\!\cdot\!:\,} = \boxed{}$

2   $\boxed{\,:\,:\,} + \boxed{\,:\,:\,} + \boxed{\,\cdot\,} = \boxed{}$

3   $\boxed{\,\cdot\,} - \boxed{\,:\,:\,} - \boxed{\,::\,::\,} = \boxed{}$

86

54
일째

주의집중
시각적 변화

실물과 그림자

월   일

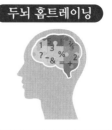

눈에 보이는 사물에 빛을 비추면 반대편에 사물의 그림자가 또렷하게 나타나죠. 여기에 있는 세 마리의 동물 인형의 그림자는 진짜 어떤 것일까요?

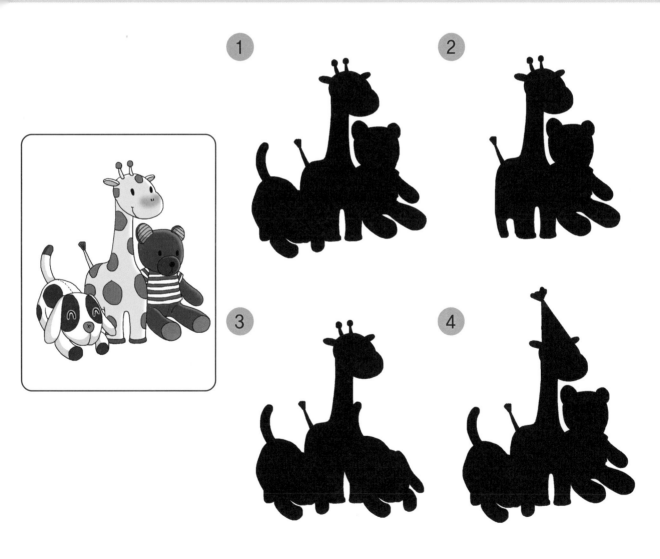

55 일째 색깔과 단어 매치

언어 및 시각 이해와 결합

월   일

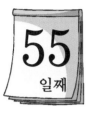

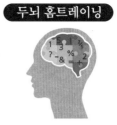

두뇌 홈트레이닝

빨강, 노랑, 파랑, 초록, 검정, 주황, 하양. 많은 글자들이 있습니다. 그런데 글자와 글자의 색이 일치하는 것도 있고, 아닌 것도 있네요. 빨강이라고 표시된 글자가 빨간 색이라면 일치하는 것입니다. 일치하는 글자에 동그라미를 쳐 보세요.

초록	파랑	초록	노랑	검정
빨강	노랑	파랑	하양	파랑
검정	초록	빨강	주황	노랑
주황	파랑	초록	빨강	빨강
초록	파랑	하양	검정	노랑
파랑	노랑	초록	검정	하양

56일째 숫자판 헤아리기

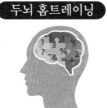

두뇌 홈트레이닝

주의집중
내용 파악

월   일

아래에 있는 숫자판에 여러 가지 숫자가 흩어져 있네요. 순서대로 1부터 25번까지 손가락으로 짚어가면서 "하나, 둘, 셋…"하면서 헤아려 봅시다. 얼마나 빨리 찾고 헤아릴 수 있나요? 한글로 된 숫자도 찾아야 합니다.

9	24	10	이십일	1
18	6	5	20	15
25	십삼	19	칠	22
23	3	8	12	11
2	17	사	16	14

뇌가 좋아하는 양손으로 쓱싹쓱싹 쾅쾅!

1 좌우의 손을 펴고 책상 위에 올려놓는다. 책상이 없다면 무릎 위에 손을 올려두어도 괜찮습니다.

2 그림과 같이 두 손을 펴고 동시에 앞뒤로 쓱싹쓱싹 움직여 봅니다.

3 이제 그 리듬에 맞춰서 왼손은 앞뒤로 움직이고 오른손은 주먹을 쥐고 위아래로 움직여 봅니다.

4 처음에는 마구잡이로 양손이 움직일 것입니다. 조바심을 내지 말고 천천히 양쪽 손의 동작을 나눠서 해 봅니다.

5 익숙해지면 이번에는 같은 동작을 좌우로 바꿔서 해봅니다. 오른손을 앞뒤로 움직이고 왼손을 주먹을 쥐고 위아래로 움직이는 것입니다.

6 충분히 좌우 바꿔서 해도 익숙해지면 이제는 속도를 올려서 해봅니다.

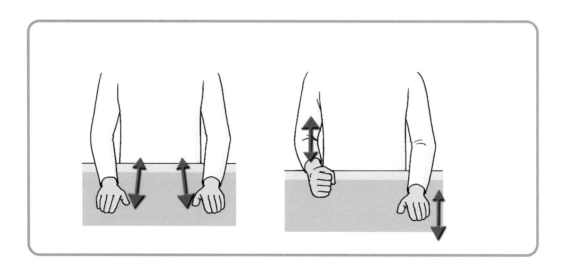

BRAIN
TRAINING
두뇌 홈트레이닝

3개월

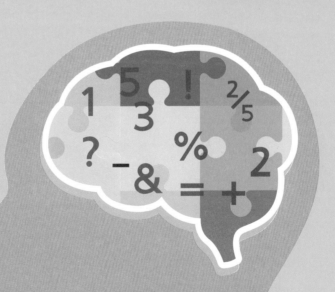

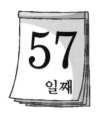

57
일째

틀린그림찾기

주의집중
시각적 내용 파악

월   일

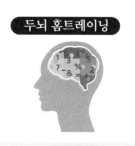

즐거운 한가위 명절입니다. 송편을 빚는 마음은 넉넉함으로 가득합니다. 그런데 이상하네요. 위아래 모습이 조금씩 다릅니다. 어디가 다를까요? 위아래의 그림에서 서로 다른 부분을 찾아보세요. 모두 5곳이 다릅니다.

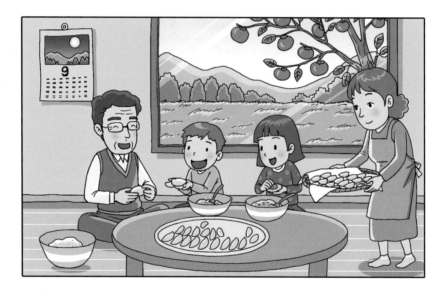

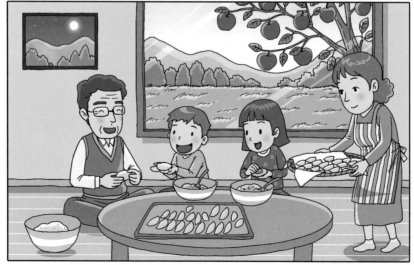

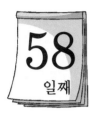

58 일째 돈 계산하기

주의집중 및 계산력

월   일

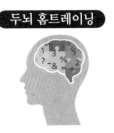

바닥에 지폐와 동전들이 어지럽게 놓여 있습니다. 저금통이라도 깬 모양입니다.
앞뒷면을 잘 살펴보세요. 그런데 가만있어 보자. 이게 모두 얼마일까요?

원

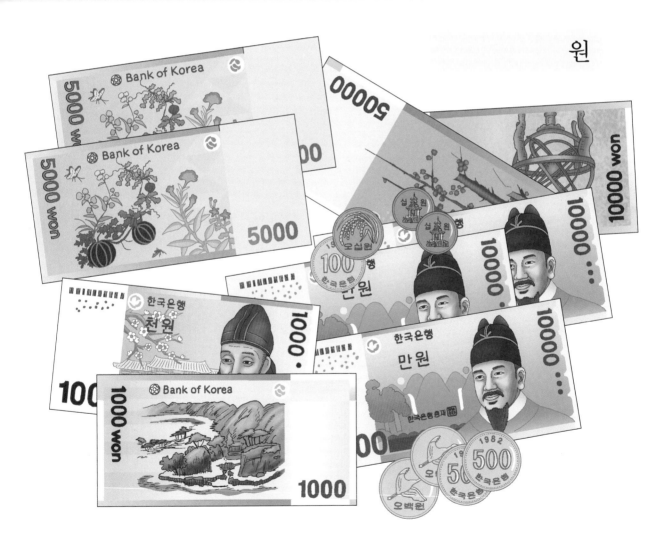

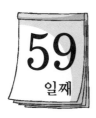

59
일째
따라읽기 / 따라쓰기

언어 표현과 이해하기

월   일

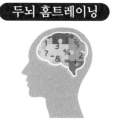

좋은 글은 몸가짐과 마음가짐을 바르게 하는데 도움이 됩니다. 그리고 좋은 글을 따라 읽고, 따라 쓰다 보면 어느새 자신의 마음도 평온해지고, 긍정적으로 바뀝니다.

읽 기   아래 문장을 천천히 음미하면서 읽어 봅니다.

갈치는 칼치라고도 하는데 한자로는 도어(刀魚)라고 합니다. 이런 명칭은 홀쭉하고 긴 칼 모양으로 생긴 갈치의 생김새에서 유래합니다. 갈치는 비늘이 없고 선명한 은백색의 빛을 띠고 있습니다. 갈치의 큰 입은 먹이를 닥치는 대로 먹어치웁니다. 그래서 배고픔을 참지 못하는 갈치는 굶주릴 때는 같은 갈치끼리 꼬리를 뜯어 먹으며, 심지어는 제 꼬리까지도 뜯어먹는 습성을 지니고 있다고 합니다. 갈치새끼인 풀치는 성어와 달리 몸이 길지 않으며 머리가 깁니다. 갈치는 주로 구이나 튀김, 조림 등으로 요리해서 먹는데 그대로 사용하기도 하고 말려서 먹기도 합니다. 요즘은 갈치의 가격이 비싸서 수입하는 갈치도 많습니다. 수입산 갈치는 몸집이 크고 머리가 굵으며 이가 강합니다. 색깔은 조금 어두운 은빛을 띠고 있어 약간 거무스름하게 보입니다. 그리고 등 쪽 육질 속에는 석회석(돌)이 들어있는 것도 특징입니다. 국내산 갈치는 은백색 또는 은빛을 띠고 있어 색깔부터 차이가 납니다. 국내산 갈치는 수입 산에 비해 실 꼬리가 비교적 긴 편입니다.

쓰 기   다음 글자 위에 펜으로 따라 쓰세요.

하늘은 푸르고 들판은 멀리 있는데,

바람이 불자 누운 풀 뒤로 소와 양이 보이네.

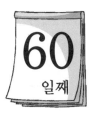

숫자 더하기

60일째

주의집중 및 계산

월   일

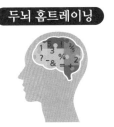

숫자들이 피라미드 쌓기를 하면서 올라갑니다. 아래 숫자들이 모여서 위의 큰 숫자가 됩니다. 왼쪽과 오른쪽의 숫자의 합이 바로 위 블록의 숫자입니다. 빈 칸에 들어갈 숫자를 찾아보세요.

예

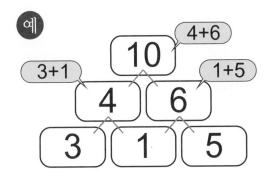

1

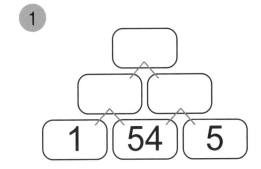

2

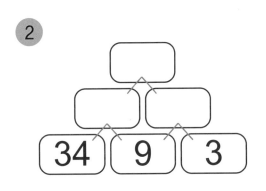

3

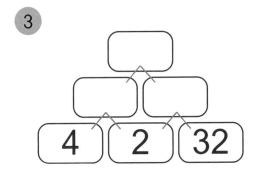

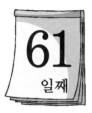

61 일째 도형 결합하기

공간 파악
변화 이해

월   일

두뇌 홈트레이닝

보기 A~J까지 모두 10개의 서로 다른 연두색의 도형들이 있습니다. 아래의 회색 도형은 위 도형 중 두 개를 합친 것입니다. 어떤 도형을 합쳐야 이런 모양이 나올까요? 기호를 써 보세요.

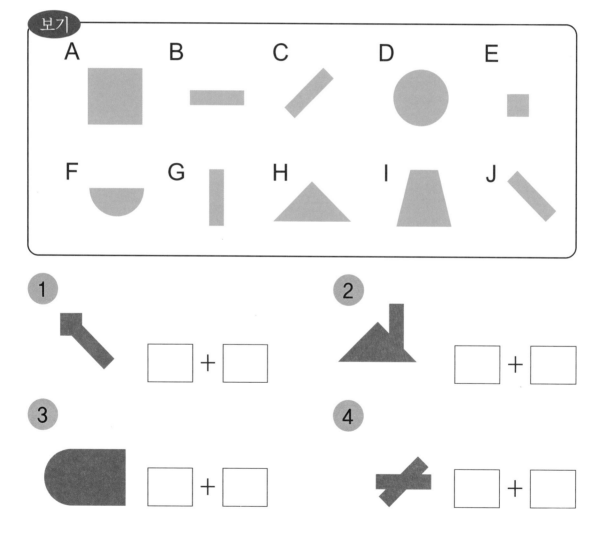

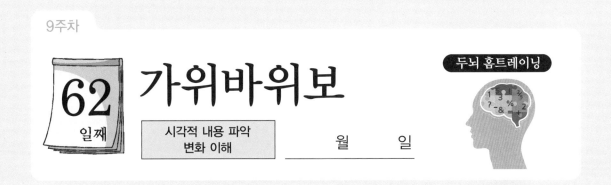

가위바위보

62 일째

시각적 내용 파악
변화 이해

월   일

두뇌 홈트레이닝

어릴 때 많이 하는 놀이인 가위바위보네요. 어라? 자세히 보니 연결된 두 손 모양중 이긴 것이 마지막 승자가 되군요. 누가 승자가 될지 알아봅시다.

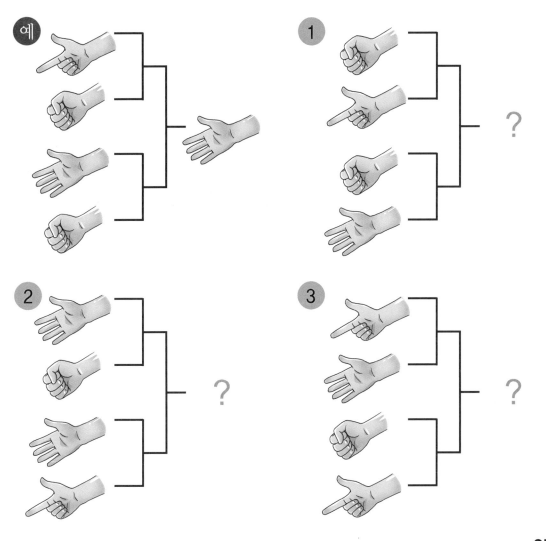

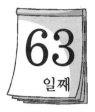

63 일째 숫자판 헤아리기

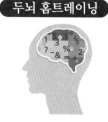

두뇌 홈트레이닝

주의집중
내용 파악

월   일

아래에 있는 숫자판에 여러 가지 숫자가 흩어져 있네요. 순서대로 1부터 25번까지 손가락으로 짚어가면서 "하나, 둘, 셋…"하면서 헤아려 봅시다. 얼마나 빨리 찾고 헤아릴 수 있나요? 한글로 된 숫자도 찾아야 합니다.

8	5	13	21	구
24	17	25	2	7
일	18	23	11	12
14	3	6	15	22
20	19	10	십육	사

64 일째 전체와 부분

시각적 변화 파악 및
주변 사물 파악

두뇌 홈트레이닝

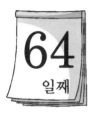

월   일

주전자 속에는 뭐가 들어 있을까요? 시원한 막걸리? 아니면 뜨끈한 보리차? 그런데 윗쪽 검게 된 부분은 지워져서 보이질 않습니다. 과연 원래는 어떤 모습이었을지 아래 그림에서 찾아보세요.

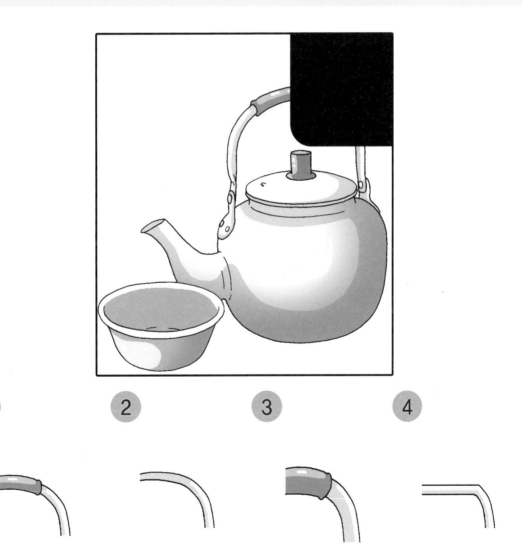

①   ②   ③   ④

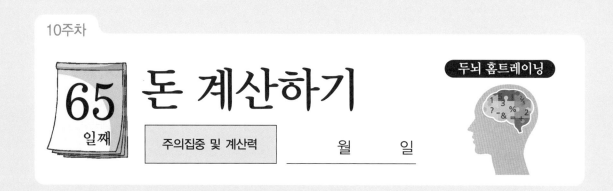

65 일째 돈 계산하기

두뇌 홈트레이닝

주의집중 및 계산력

월   일

바닥에 지폐와 동전들이 어지럽게 놓여 있습니다. 저금통이라도 깬 모양입니다.
앞뒷면을 잘 살펴보세요. 그런데 가만있어 보자. 이게 모두 얼마일까요?

원

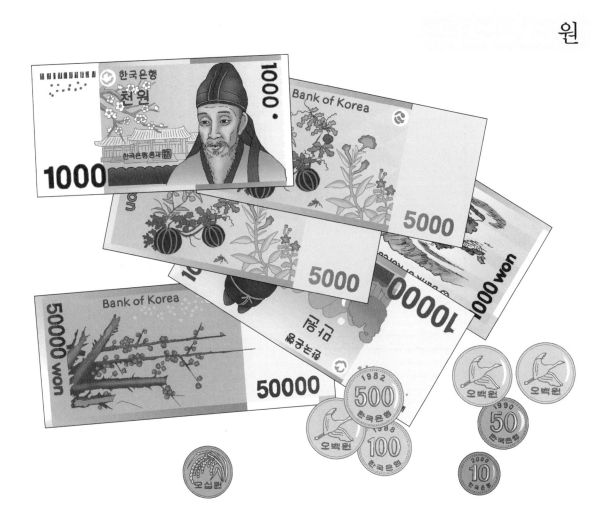

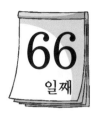

66 일째 따라읽기 / 따라쓰기

언어 표현과 이해하기

월   일

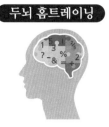

좋은 글은 몸가짐과 마음가짐을 바르게 하는데 도움이 됩니다. 그리고 좋은 글을 따라 읽고, 따라 쓰다 보면 어느새 자신의 마음도 평온해지고, 긍정적으로 바뀝니다.

읽 기 아래 문장을 천천히 음미하면서 읽어 봅니다.

복은 검소함에서 생기고 덕은 겸손에서 생기며, 지혜는 고요히 생각하는 데서 생긴다. 근심은 욕심이 많은 데서 생기고 재앙은 탐하는 마음이 많은 데서 생기며, 허물은 경솔하고 교만한 데서 생기고, 죄악은 어질지 못하는 데서 생긴다.

쓰 기 다음 글자 위에 펜으로 따라 쓰세요.

마음이 어둡고 산란할 때에는
마음을 가다듬을 줄 알아야 하고,
마음이 긴장하고 딱딱할 때에는
마음을 풀어놓을 줄 알아야 한다.
그렇지 못하면
어두운 마음을 고칠지라도
마음이 다시 병들기 쉽다.

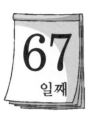

67 일째 주사위 숫자 더하기

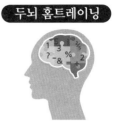

| 상황 유추하기 |
| 계산하기 |

월   일

주사위를 던지면 나오는 눈금의 숫자와 반대편의 숫자를 합치면 항상 7이 된다는 사실을 아시나요? 만약 앞면의 숫자가 1이라면 반대편의 숫자는 6인 것입니다. 이런 식으로 한번 더 생각해서 주사위 뒷면의 숫자들을 계산해 보세요.

예

뒷면6 ● + 뒷면3 ∴∴ − 뒷면4 ∴· = 6+3−4 **5**

1   ∷ + ⁙ − ∷ = ☐

2   ⦂⦂ + ⦂·⦂ + ● = ☐

3   ∷ + ∴ − ∶ = ☐

68 일째 실물과 그림자

주의집중
시각적 변화

월   일

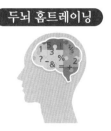

눈에 보이는 사물에 빛을 비추면 반대편에 사물의 그림자가 또렷하게 나타나죠. 여기에도 사물과 그림자들이 있네요. 그런데 사물의 진짜 그림자는 과연 어떤 것일까요?

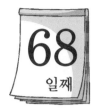

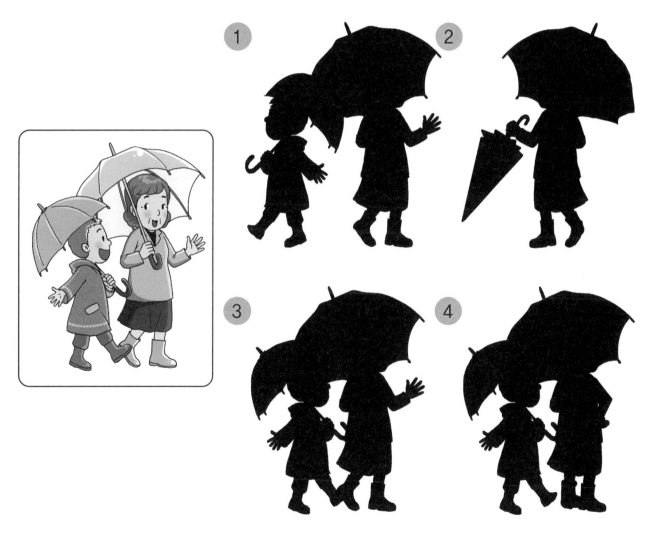

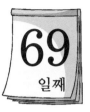

69
일째

색깔과 단어 매치

언어 및
시각 이해와 결합

월   일

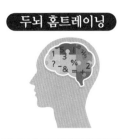

빨강, 노랑, 파랑, 초록, 검정, 주황, 하양. 많은 글자들이 있습니다. 그런데 글자와 글자의 색이 일치하는 것도 있고, 아닌 것도 있네요. 빨강이라고 표시된 글자가 빨간 색이라면 일치하는 것입니다. 일치하는 글자에 동그라미를 쳐 보세요.

초록	노랑	검정	빨강	노랑
파랑	하양	파랑	검정	초록
빨강	주황	노랑	주황	파랑
초록	빨강	빨강	초록	파랑
하양	검정	노랑	파랑	노랑
초록	검정	하양	초록	파랑

70 일째 숫자판 헤아리기

주의집중 내용 파악

월   일

아래에 있는 숫자판에 여러 가지 숫자가 흩어져 있네요. 순서대로 1부터 25번까지 손가락으로 짚어가면서 "하나, 둘, 셋…"하면서 헤아려 봅시다. 얼마나 빨리 찾고 헤아릴 수 있나요? 한글로 된 숫자도 찾아야 합니다.

14	5	19	십일	4
25	8	10	20	24
22	십오	1	십이	7
9	13	6	16	21
17	23	2	삼	18

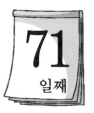

틀린그림찾기

주의집중
시각적 내용 파악

월   일

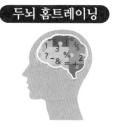

눈 내린 겨울 풍경입니다. 아이들이 눈사람을 만들고 있네요 그런데 모습이 조금씩 다릅니다. 어디가 다를까요? 위아래의 그림에서 서로 다른 부분을 찾아보세요. 모두 5곳이 다릅니다.

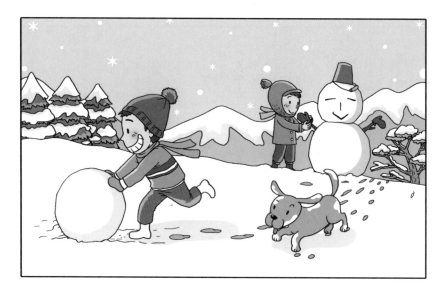

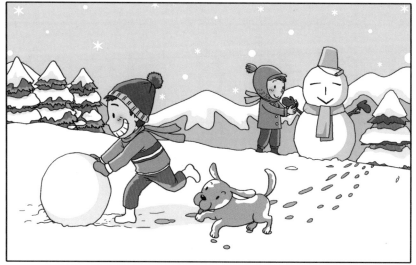

72 일째 돈 계산하기

주의집중 및 계산력

월   일

바닥에 지폐와 동전들이 어지럽게 놓여 있습니다. 저금통이라도 깬 모양입니다.
앞뒷면을 잘 살펴보세요. 그런데 가만있어 보자. 이게 모두 얼마일까요?

원

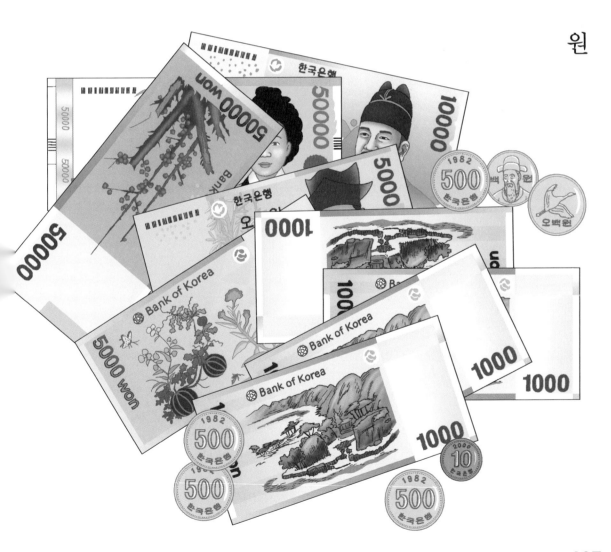

73 일째 따라읽기 / 따라쓰기

언어 표현과 이해하기

두뇌 홈트레이닝

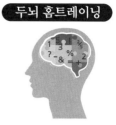

월   일

좋은 글은 몸가짐과 마음가짐을 바르게 하는데 도움이 됩니다. 그리고 좋은 글을 따라 읽고, 따라 쓰다 보면 어느새 자신의 마음도 평온해지고, 긍정적으로 바뀝니다.

읽기   아래 문장을 천천히 음미하면서 읽어 봅니다.

　나이가 들어갈수록 남을 나보다 높게 평가하고 떠받들기란 쉬운 일이 아닙니다. 그러나 인생의 경험과 연륜이 늘어날수록 남을 잘 대접하면 그만큼 자신이 대접받는다는 사실을 알게 됩니다. 남을 높여주는 것은 크게 어려운 일은 아닙니다. 먼저 상대방의 말을 충분히 들어주면 됩니다. 단순히 그것만으로도 남은 나에게 호감을 가지게 됩니다. 우리는 이 사실을 종종 잊어버리고 삽니다. 그리고 충분히 듣고 난 다음에는 그 말을 잘 이해해야 합니다. 이해는 나의 입장이 아니라 그 말을 한 당사자인 상대방의 입장에서 생각하는 태도를 말합니다. 내가 가지고 있는 선입관을 버리고 상대방을 받아들이는 것입니다. 마음을 여는 것입니다. 이렇게 하면 상대방의 마음이 열립니다. 상대방이 마음의 문을 열면 그 다음에 내 뜻을 충분히 말할 기회가 주어집니다. 그 전에 주고받는 말은 뜻이 전달되기에 부족하고, 마음을 주고받는 말이 되지 못합니다. 성숙한 어른은 이처럼 말과 뜻을 제대로 주고받는 경험을 통해서 더 존경받는 사람이 됩니다.

쓰기   다음 글자 위에 펜으로 따라 쓰세요.

배려하고 싶으면 먼저 배려하고

존중받고 싶으면 먼저 존중하고

이해받고 싶으면 먼저 이해하라.

숫자 더하기

74 일째

주의집중 및 계산

두뇌 홈트레이닝

월   일

숫자들이 피라미드 쌓기를 하면서 올라갑니다. 아래 숫자들이 모여서 위의 큰 숫자가 됩니다. 왼쪽과 오른쪽의 숫자의 합이 바로 위 블록의 숫자입니다. 빈 칸에 들어갈 숫자를 찾아보세요.

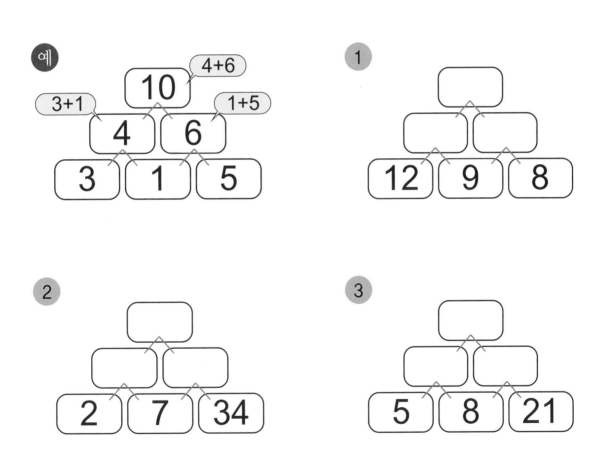

예
4+6
10
3+1
4   6
1+5
3   1   5

1
12   9   8

2
2   7   34

3
5   8   21

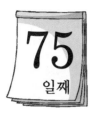

75 일째 도형 결합하기

공간 파악
변화 이해

두뇌 홈트레이닝

월   일

보기 A~J까지 모두 10개의 서로 다른 연두색의 도형들이 있습니다. 아래의 회색 도형은 위 도형 중 두 개를 합친 것입니다. 어떤 도형을 합쳐야 이런 모양이 나올까요? 기호를 써 보세요.

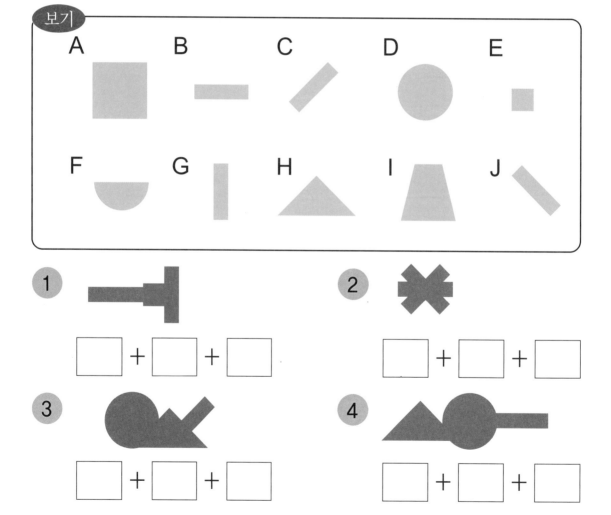

보기

A   B   C   D   E

F   G   H   I   J

1   ⬜ + ⬜ + ⬜

2   ⬜ + ⬜ + ⬜

3   ⬜ + ⬜ + ⬜

4   ⬜ + ⬜ + ⬜

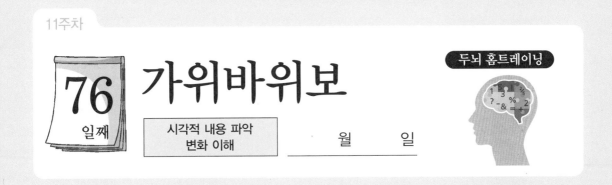

가위바위보

76 일째

시각적 내용 파악
변화 이해

두뇌 홈트레이닝

월   일

어릴 때 많이 하는 놀이인 가위바위보네요. 어라? 자세히 보니 연결된 두 손 모양중
이긴 것이 마지막 승자가 되군요. 누가 승자가 될지 알아봅시다.

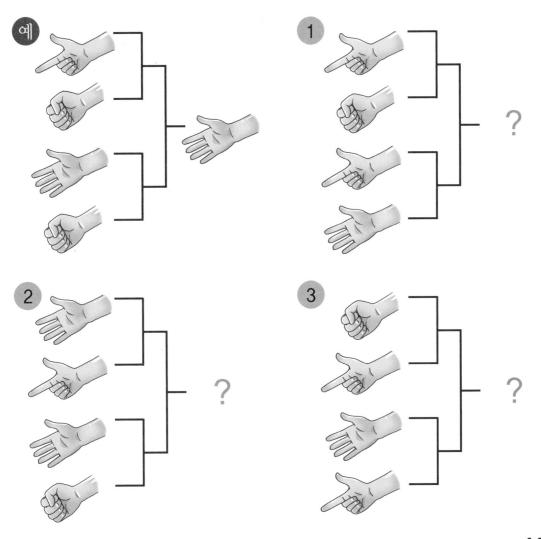

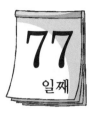

77 일째 숫자판 헤아리기

| 주의집중 내용 파악 | 월   일 |

아래에 있는 숫자판에 여러 가지 숫자가 흩어져 있네요. 순서대로 1부터 25번까지 손가락으로 짚어가면서 "하나, 둘, 셋..."하면서 헤아려 봅시다. 얼마나 빨리 찾고 헤아릴 수 있나요? 한글로 된 숫자도 찾아야 합니다.

10	오	12	20	4
22	16	11	23	15
9	3	19	7	14
이십오	2	육	십칠	24
8	18	13	1	21

78 일째 전체와 부분

시각적 변화 파악 및
주변 사물 파악

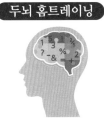

월   일

스케치북에 풍경화를 색연필로 그리고 있나 봅니다. 그런데 아래쪽 검게 된 부분은 지워져서 보이질 않습니다. 과연 원래는 어떤 모습이었을지 아래 그림에서 찾아보세요.

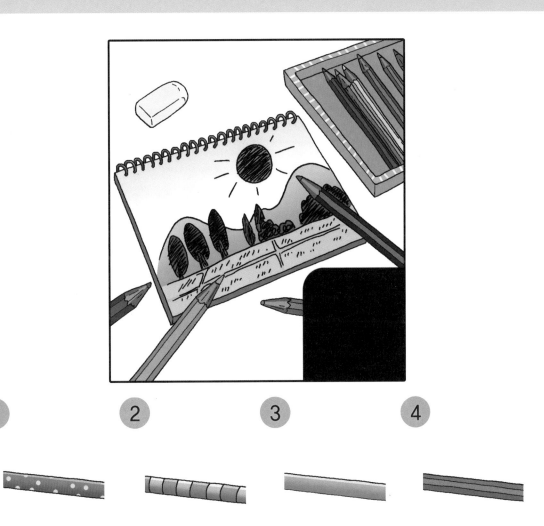

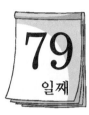

돈 계산하기

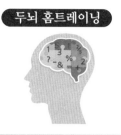

주의집중 및 계산력

월   일

바닥에 지폐와 동전들이 어지럽게 놓여 있습니다. 저금통이라도 깬 모양입니다.
앞뒷면을 잘 살펴보세요. 그런데 가만있어 보자. 이게 모두 얼마일까요?

원

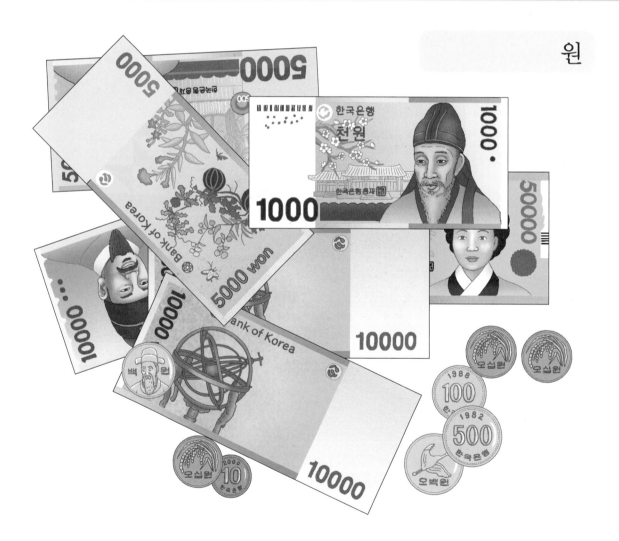

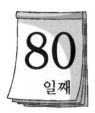

80일째 따라읽기 / 따라쓰기

언어 표현과 이해하기　　월　　일

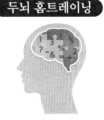

좋은 글은 몸가짐과 마음가짐을 바르게 하는데 도움이 됩니다. 그리고 좋은 글을 따라 읽고, 따라 쓰다 보면 어느새 자신의 마음도 평온해지고, 긍정적으로 바뀝니다.

읽 기　아래 문장을 천천히 음미하면서 읽어 봅니다.

　한식은 동지로부터 105일 째의 날이다. 양력으로 4월 5일경으로 이 무렵 씨를 뿌리거나 나무를 심기에 알맞다. 한식에는 술과 과일, 떡, 탕, 포 등 음식을 가지고 산소로 가서 제사를 지낸다. 벌초를 하거나 무덤의 잔디를 새로 입히기도 한다.

쓰 기　다음 글자 위에 펜으로 따라 쓰세요.

입을 즐겁게 하는 음식은
모두가 장을 상하게 하고
뼈를 썩게 하는 독약과 같다.
많이 먹지 말고 절반쯤에서 그쳐야
화를 면한다.
마음을 즐겁게 하는 쾌락은
모두가 몸을 망치고 덕을 잃게 하는 매개물이다.
깊이 탐닉하지 말고 절반쯤에서 그쳐야
뉘우침이 없다.

81 일째 주사위 숫자 더하기

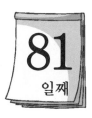

두뇌 홈트레이닝

상황 유추하기
계산하기

월   일

주사위를 던지면 나오는 눈금의 숫자와 반대편의 숫자를 합치면 항상 7이 된다는 사실을 아시나요? 만약 앞면의 숫자가 1이라면 반대편의 숫자는 6인 것입니다. 이런 식으로 한번 더 생각해서 주사위 뒷면의 숫자들을 계산해 보세요.

예

뒷면6   뒷면3   뒷면4   6+3-4

⚫ + ⚫⚫ / ⚫⚫ − ⚫⚫⚫ = 5

1   ⚫ + ⚫⚫⚫ / ⚫⚫ − ⚫⚫ / ⚫⚫ = ☐

2   ⚫⚫ / ⚫ + ⚫⚫ / ⚫⚫ + ⚫⚫⚫ / ⚫⚫⚫ = ☐

3   ⚫⚫ / ⚫⚫ + ⚫⚫ / ⚫ / ⚫⚫ − ⚫⚫⚫ = ☐

116

82 일째

실물과 그림자

주의집중
시각적 변화

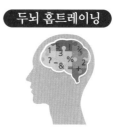

월   일

눈에 보이는 사물에 빛을 비추면 반대편에 사물의 그림자가 또렷하게 나타나죠. 크리스마스 트리와 선물이 가득합니다. 그런데 트리와 선물의 진짜 그림자는 과연 어떤 것일까요?

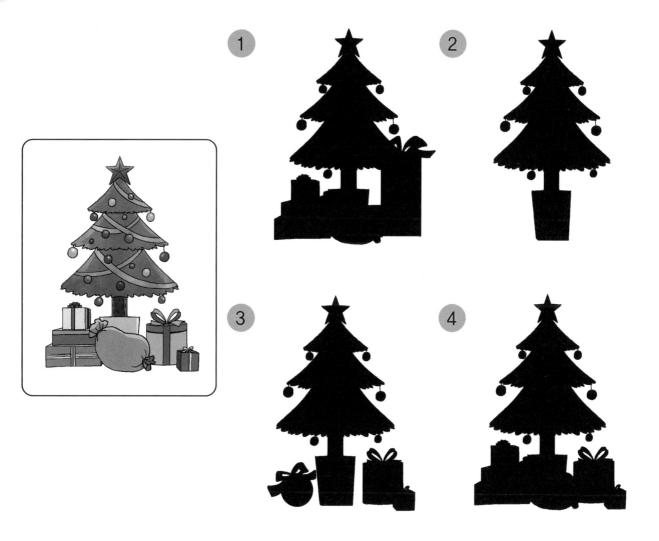

83 일째 색깔과 단어 매치

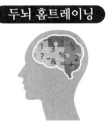

언어 및
시각 이해와 결합

월   일

빨강, 노랑, 파랑, 초록, 검정, 주황, 하양. 많은 글자들이 있습니다. 그런데 글자와 글자의 색이 일치하는 것도 있고, 아닌 것도 있네요. 빨강이라고 표시된 글자가 빨간색이라면 일치하는 것입니다. 일치하는 글자에 동그라미를 쳐 보세요.

하양	파랑	검정	초록	빨강
주황	노랑	주황	파랑	초록
빨강	빨강	초록	파랑	하양
검정	노랑	파랑	노랑	초록
검정	하양	초록	파랑	주황
노랑	검정	빨강	노랑	파랑

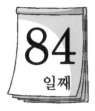

84일째 숫자판 헤아리기

주의집중
내용 파악

월   일

두뇌 홈트레이닝

아래에 있는 숫자판에 여러 가지 숫자가 흩어져 있네요. 순서대로 1부터 25번까지 손가락으로 짚어가면서 "하나, 둘, 셋…"하면서 헤아려 봅시다. 얼마나 빨리 찾고 헤아릴 수 있나요? 한글로 된 숫자도 찾아야 합니다.

19	1	16	25	사
7	15	십일	8	24
10	23	2	17	구
십사	3	20	5	21
22	18	6	12	13

뇌가 좋아하는 걸으면서 가위바위보

천천히 걸으면 우리 뇌의 해마 활동이 활발해집니다. 아울러 가위바위보는 전두엽 부분, 두정엽 부분, 후두엽 부분의 활동을 골고루 높여줍니다. 궁극적으로 기억력과 집중력, 사고력을 함께 단련시켜 줍니다.

1 팔을 앞으로 흔들 때 가위바위보 중 하나를 내밉니다.

2 이번에는 반대편 팔을 앞으로 내밀 때 먼저 낸 손의 것을 이길 수 있는 것을 내밀도록 합니다. 만약에 최초에 내민 손의 것이 가위였다면 주먹을 내미는 것입니다.

3 다음에 내미는 손의 것은 '보'가 될 것 입니다.

4 이런 식으로 반복하면서 앞으로 걸어갑니다.

처음부터 빨리 하겠다는 생각을 하지 말고 천천히 걸으면서 가위바위보를 합니다. 익숙해지면 그때 속도를 조금 더 내도록 합니다.

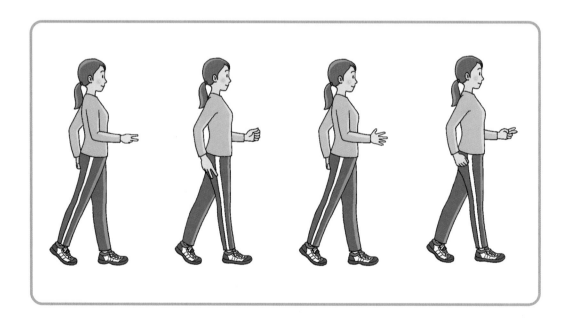

BRAIN TRAINING
두뇌 홈트레이닝

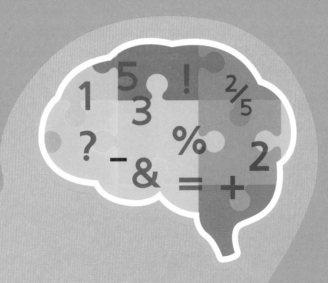

미로 찾기

85
일째

주변 상황 및
공간 지각력

월   일

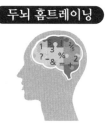

토끼가 탐스러운 당근을 먹으려고 미로 찾기에 나섰습니다. 어디로 가면 토끼는 순무를 먹을 수 있을까요? 손가락을 미로를 찾아가면서 순무가 있는 곳까지 가 보세요.

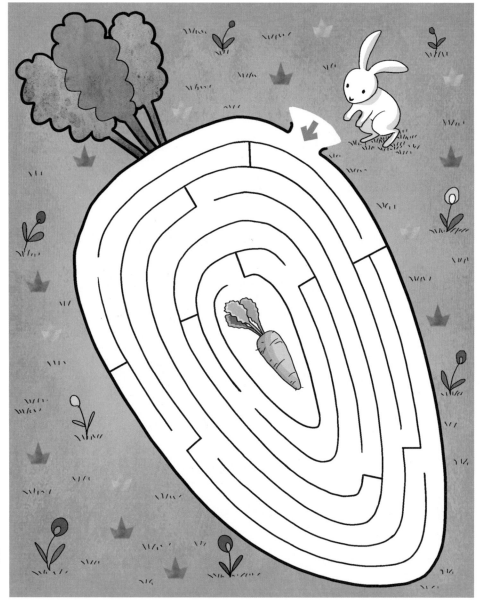

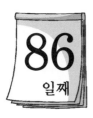

86
일째

돈 계산하기

주의집중 및 계산력

월   일

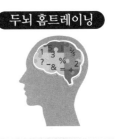

바닥에 지폐와 동전들이 어지럽게 놓여 있습니다. 저금통이라도 깬 모양입니다.
앞뒷면을 잘 살펴보세요. 그런데 가만있어 보자. 이게 모두 얼마일까요?

원

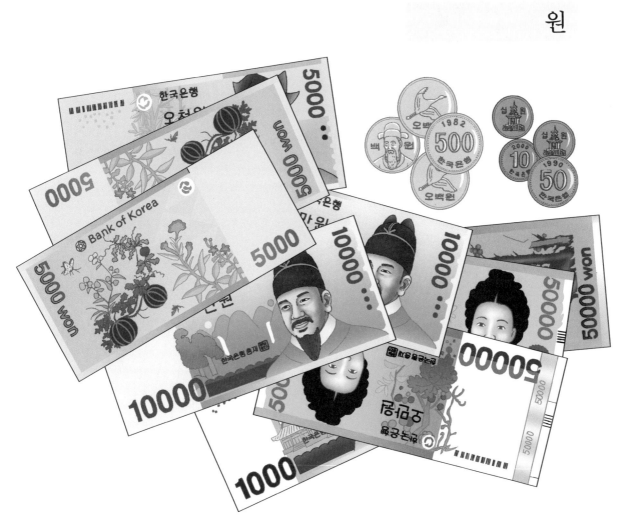

87 일째 따라읽기 / 따라쓰기

언어 표현과 이해하기

월 일

두뇌 홈트레이닝

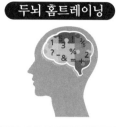

좋은 글은 몸가짐과 마음가짐을 바르게 하는데 도움이 됩니다. 그리고 좋은 글을 따라 읽고, 따라 쓰다 보면 어느새 자신의 마음도 평온해지고, 긍정적으로 바뀝니다. 글을 읽으면서 생강의 알싸한 맛과 향기를 머릿속으로 그려보세요.

읽기 아래 문장을 천천히 음미하면서 읽어 봅니다.

생강하면 따끈한 생강차가 생각납니다. 뜨거운 생강차는 얼어붙은 몸을 훈훈하게 녹여줄 뿐만 아니라 쌉쌀한 맛이 묘하게 끌리는 매력이 있습니다. 원산지는 열대 아시아, 인도 등으로 추정되지만 확실치는 않습니다. 생강은 먹기 시작한 역사가 무척 오래되었으며, 수천 년 전부터 재배해 오면서 품질을 개량해 왔던 것으로 보입니다. 생강의 특이한 향기는 주요 성분이 진기베린, 진기베롤, 캄펜, 보르네올 등 때문에 납니다. 생강은 침 속에 있는 디아스타제의 활성을 높여 소화를 돕고 몸안의 차가운 기운을 밖으로 내보냅니다. 그래서 추위로 인한 두통, 구토, 복통, 기침 등에 쓰며 신진대사를 촉진하는 기능이 있습니다. 한방에서는 소화를 도와 식욕을 증진시키고 냉증을 없애주는 약으로 많이 사용되어 왔습니다. 생강차에 꿀을 곁들여 마시면 미네랄까지 섭취하게 되어 체력에도 많은 도움이 됩니다. 더군다나 생강에는 대뇌피질을 흥분시키고 중추신경을 자극하여 신진대사를 원활하게 하는 항진작용이 있어서 향기를 맡는 것만으로도 스트레스가 해소되고 심신이 안정되는 등 기분전환의 효과를 거둘 수 있습니다.

쓰기 다음 글자 위에 펜으로 따라 쓰세요.

사람들 가마 타는 즐거움만 알고

가마 메는 괴로움을 모르는구나.

88 일째 숫자 더하기

주의집중 및 계산

월   일

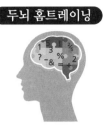

숫자들이 피라미드 쌓기를 하면서 올라갑니다. 아래 숫자들이 모여서 위의 큰 숫자가 됩니다. 왼쪽과 오른쪽의 숫자의 합이 바로 위 블록의 숫자입니다. 빈 칸에 들어갈 숫자를 찾아보세요.

예

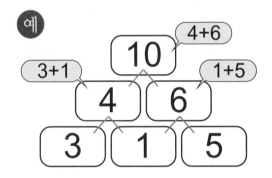

1

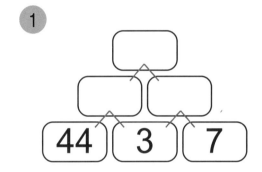

2

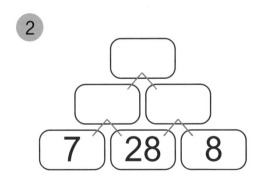

3

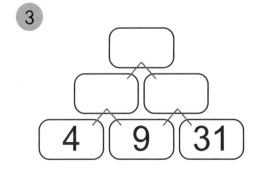

89 도형 결합하기

일째

공간 파악 변화 이해

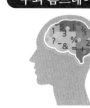

월   일

보기 A~J까지 모두 10개의 서로 다른 연두색의 도형들이 있습니다. 아래의 회색 도형은 위 도형 중 두 개를 합친 것입니다. 어떤 도형을 합쳐야 이런 모양이 나올까요? 기호를 써 보세요.

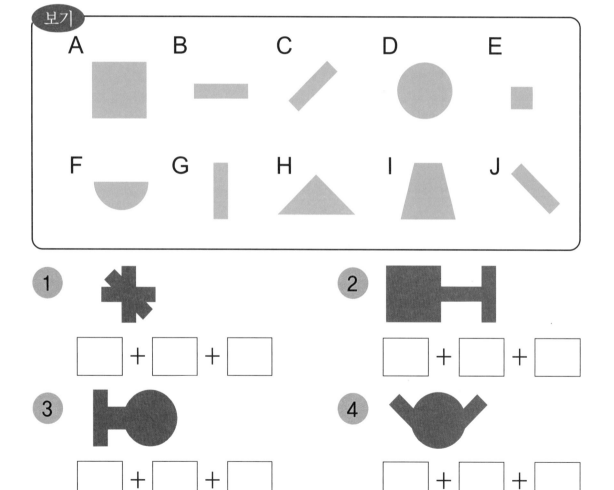

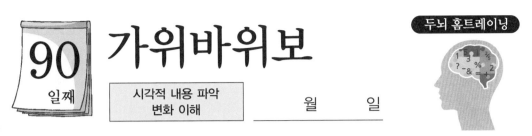

90 일째 가위바위보

시각적 내용 파악
변화 이해

두뇌 홈트레이닝

월   일

어릴 때 많이 하는 놀이인 가위바위보네요. 어라? 자세히 보니 연결된 두 손 모양중 이긴 것이 마지막 승자가 되는군요. 누가 승자가 될지 알아봅시다.

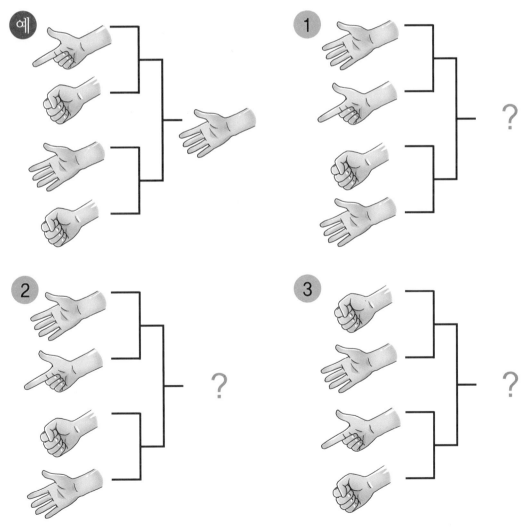

127

91 일째 숫자판 헤아리기

주의집중 내용 파악

월   일

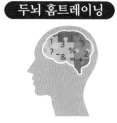

아래에 있는 숫자판에 여러 가지 숫자가 흩어져 있네요. 순서대로 1부터 25번까지 손가락으로 짚어가면서 "하나, 둘, 셋..."하면서 헤아려 봅시다. 얼마나 빨리 찾고 헤아릴 수 있나요? 한글로 된 숫자도 찾아야 합니다.

사	24	9	20	3
십팔	15	8	13	19
25	5	십이	16	7
11	23	이	10	14
22	6	17	1	21

92 일째 미로 찾기

주변 상황 및
공간 지각력

월   일

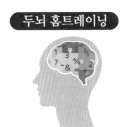

여름철에 뭐니뭐니 해도 시원한 수박이 제격입니다. 반으로 갈린 수박의 꼭지부분에서 출발해서 껍질로 나오는 미로 찾기에 한번 도전해 보세요.

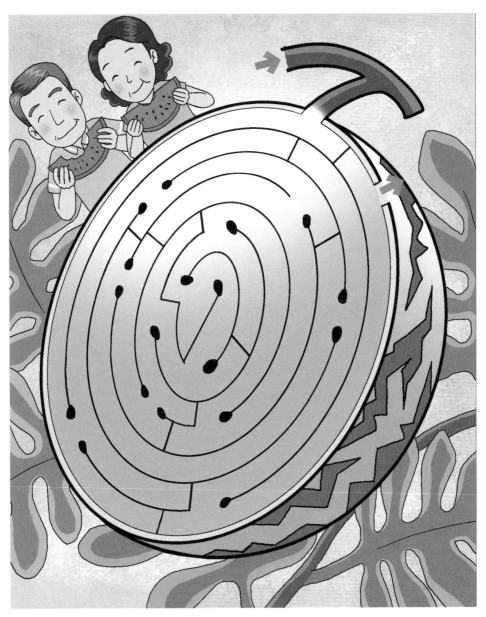

129

93 일째 돈 계산하기

주의집중 및 계산력

월   일

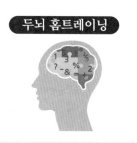

바닥에 지폐와 동전들이 어지럽게 놓여 있습니다. 저금통이라도 깬 모양입니다.
앞뒷면을 잘 살펴보세요. 그런데 가만있어 보자. 이게 모두 얼마일까요?

원

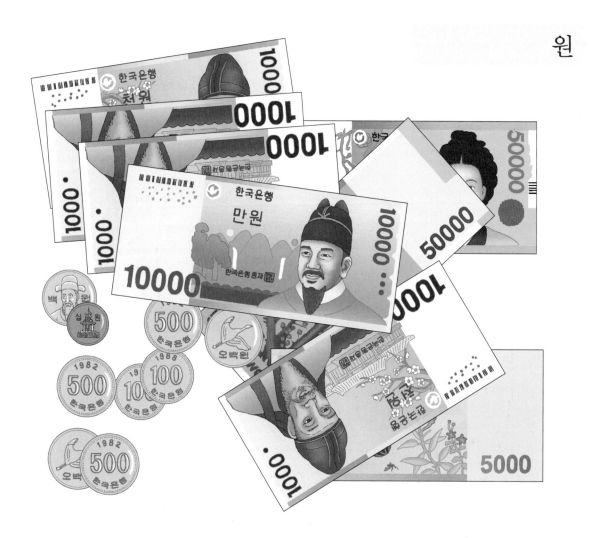

94 일째

따라읽기 / 따라쓰기

언어 표현과 이해하기

월   일

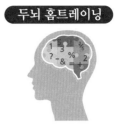

좋은 글은 몸가짐과 마음가짐을 바르게 하는데 도움이 됩니다. 그리고 좋은 글을 따라 읽고, 따라 쓰다 보면 어느새 자신의 마음도 평온해지고, 긍정적으로 바뀝니다.

읽 기   아래 문장을 천천히 음미하면서 읽어 봅니다.

　마음에 사랑을 가진 사람은 가는 곳마다 친구가 있고, 마음에 착함을 가진 사람은 가는 곳마다 외롭지 않고, 마음에 정의를 가진 사람은 가는 곳마다 동지가 있고, 마음에 진리를 가진 사람은 가는 곳마다 듣는 사람이 있으며 마음에 자비를 가진 사람은 가는 곳마다 평화가 있다.

쓰 기   다음 글자 위에 펜으로 따라 쓰세요.

뛰어난 재주는 어리석음으로 감추고,
지혜는 드러내지 않되 명철함을 잃지 않으며,
청렴은 오히려 혼탁 속에 깃들게 하고
굽힘으로써 몸을 펴는 것,
이것이야말로 험난한 세상을 건너는 배이며
몸을 보호하는 안전한 곳이 된다.

95 일째 주사위 숫자 더하기

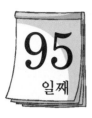

상황 유추하기
계산하기

월   일

주사위를 던지면 나오는 눈금의 숫자와 반대편의 숫자를 합치면 항상 7이 된다는 사실을 아시나요? 만약 앞면의 숫자가 1이라면 반대편의 숫자는 6인 것입니다. 이런 식으로 한번 더 생각해서 주사위 뒷면의 숫자들을 계산해 보세요.

예

뒷면6 ● + 뒷면3 − 뒷면4 = 6+3−4 **5**

1   + − =

2   + + =

3   + − =

96 일째 미로 찾기

주변 상황 및
공간 지각력

월   일

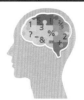

가을 단풍 구경을 하면서 낙엽을 한 주워 봅니다. 우리 모두 나무 줄기에서 시작해서 위쪽으로 단풍이 든 나무의 미로 찾기를 해 봅시다.

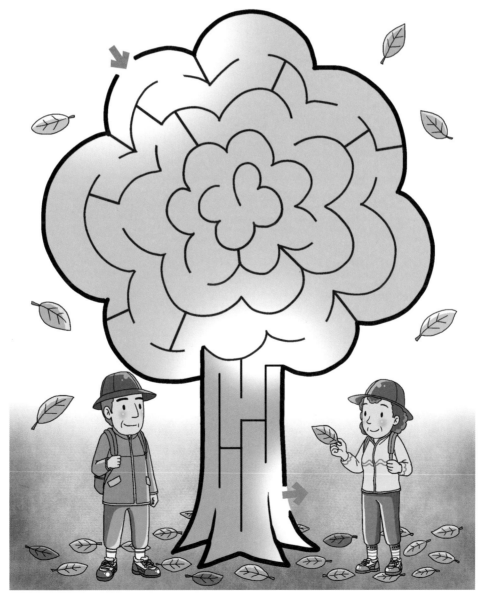

색깔과 단어 매치

97 일째

| 언어 및 시각 이해와 결합 |

월   일

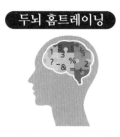

빨강, 노랑, 파랑, 초록, 검정, 주황, 하양. 많은 글자들이 있습니다. 그런데 글자와 글자의 색이 일치하는 것도 있고, 아닌 것도 있네요. 빨강이라고 표시된 글자가 빨간 색이라면 일치하는 것입니다. 일치하는 글자에 동그라미를 쳐 보세요.

하양	파랑	검정	초록	빨강
주황	노랑	주황	파랑	초록
빨강	빨강	초록	파랑	하양
검정	노랑	파랑	노랑	초록
주황	하양	초록	파랑	주황
노랑	검정	빨강	노랑	파랑

98 일째 숫자판 헤아리기

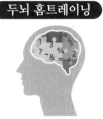

주의집중 내용 파악

월   일

아래에 있는 숫자판에 여러 가지 숫자가 흩어져 있네요. 순서대로 1부터 25번까지 손가락으로 짚어가면서 "하나, 둘, 셋..."하면서 헤아려 봅시다. 얼마나 빨리 찾고 헤아릴 수 있나요? 한글로 된 숫자도 찾아야 합니다.

1	6	15	24	십
19	십사	22	4	25
9	17	2	3	21
11	십이	23	16	팔
20	5	13	18	7

99 일째 미로 찾기

주변 상황 및
공간 지각력

월   일

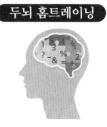

저런 아기 오리를 연못가에 두고 왔네요. 엄마 오리가 되어서 아기 오리를 찾으러 가는 미로 찾기를 해 봅시다.

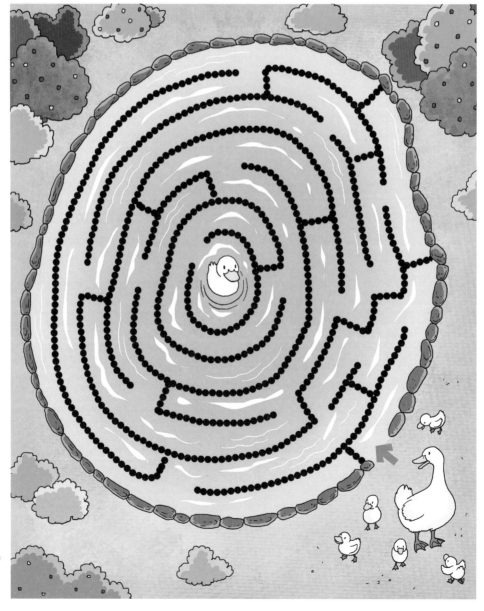

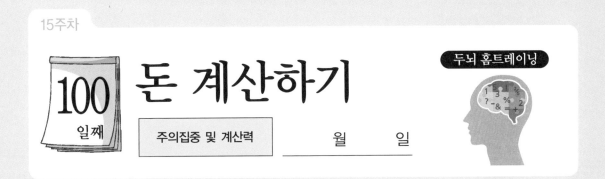

돈 계산하기

주의집중 및 계산력

월   일

두뇌 홈트레이닝

바닥에 지폐와 동전들이 어지럽게 놓여 있습니다. 저금통이라도 깬 모양입니다.
앞뒷면을 잘 살펴보세요. 그런데 가만있어 보자. 이게 모두 얼마일까요?

원

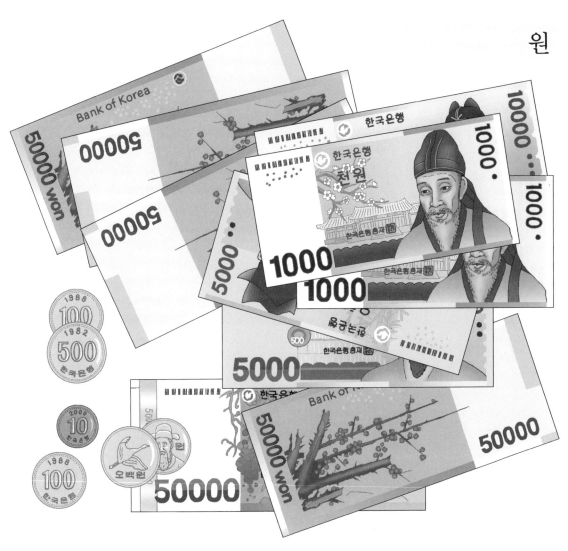

137

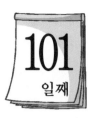

101 일째 따라읽기 / 따라쓰기

언어 표현과 이해하기

두뇌 홈트레이닝

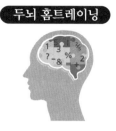

월   일

좋은 글은 몸가짐과 마음가짐을 바르게 하는데 도움이 됩니다. 그리고 좋은 글을 따라 읽고, 따라 쓰다 보면 어느새 자신의 마음도 평온해지고, 긍정적으로 바뀝니다.

읽기 아래 문장을 천천히 음미하면서 읽어 봅니다.

호두의 모양은 신기할 정도로 사람의 머리와 닮았습니다. 딱딱한 껍질 모양은 사람의 머리뼈를 닮았고, 호두의 속살도 마치 사람의 뇌와 흡사합니다. 그래서 예로부터 호두를 많이 먹으면 총명해진다는 말이 전해 오기도 했습니다. 호두나무가 처음으로 자생한 곳은 페르시아 지역이라고 합니다. 이후에 동남아시아, 중국 등지로 한 갈래가 전파되고, 유럽으로도 전파되었습니다. 나중에 유럽에서 미국으로 건너간 개척민들이 캘리포니아 일대에 옮겨 심었고, 여기서 많이 퍼지면서 캘리포니아 호두가 유명해졌습니다. 지금은 미국이 세계 호두 생산의 중심지가 되었습니다.

호두에는 단백질과 지방이 풍부하게 들어 있다. 또 비타민, 미네랄 등도 풍부하여 머리를 좋게 하고 살결을 곱게 해주며 두발을 검게 해주는 효능이 있습니다. 이뇨작용이 있어서 신장을 강하게 해주며, 다리와 허리를 튼튼하게 해주는 효능도 가지고 있다고 합니다. 가까이 하고 규칙적으로 먹으면 건강에 큰 도움이 됩니다.

쓰기 다음 글자 위에 펜으로 따라 쓰세요.

구름은 희고, 산은 푸르며,
시냇물은 흐르고 바위는 서 있다.
꽃은 새소리에 피어나고,
골짜기는 나무꾼의 노래에 메아리친다.

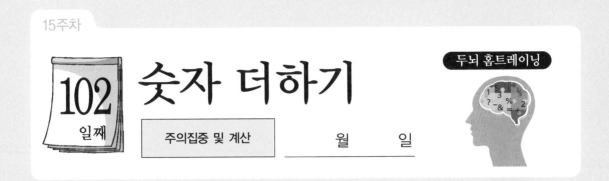

숫자 더하기

주의집중 및 계산

월   일

숫자들이 피라미드 쌓기를 하면서 올라갑니다. 아래 숫자들이 모여서 위의 큰 숫자가 됩니다. 왼쪽과 오른쪽의 숫자의 합이 바로 위 블록의 숫자입니다. 빈 칸에 들어갈 숫자를 찾아보세요.

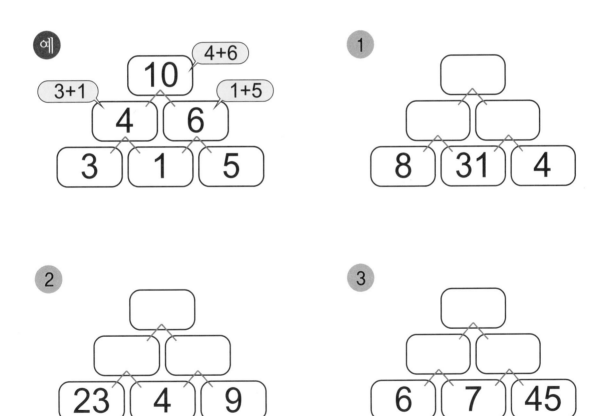

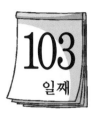

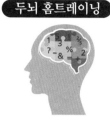

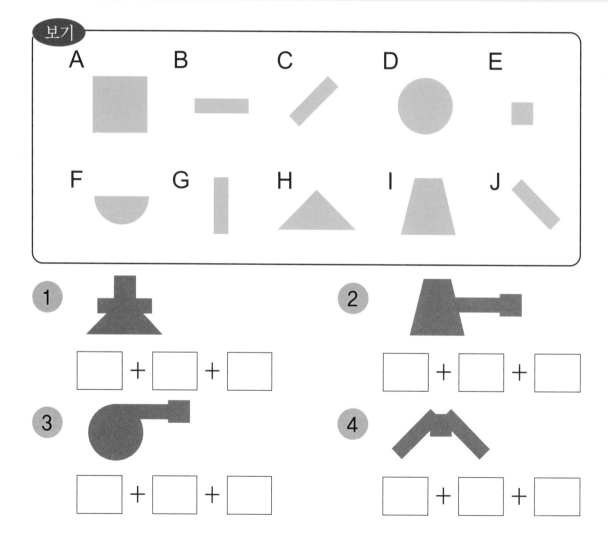

15주차

103 일째 도형 결합하기

두뇌 홈트레이닝

공간 파악
변화 이해

월   일

보기 A~J까지 모두 10개의 서로 다른 연두색의 도형들이 있습니다. 아래의 회색 도형은 위 도형 중 두 개를 합친 것입니다. 어떤 도형을 합쳐야 이런 모양이 나올까요? 기호를 써 보세요.

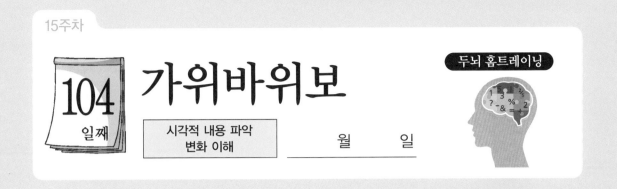

104
일째

가위바위보

시각적 내용 파악
변화 이해

월   일

두뇌 홈트레이닝

어릴 때 많이 하는 놀이인 가위바위보네요. 어라? 자세히 보니 연결된 두 손 모양중 이긴 것이 마지막 승자가 되군요. 누가 승자가 될지 알아봅시다.

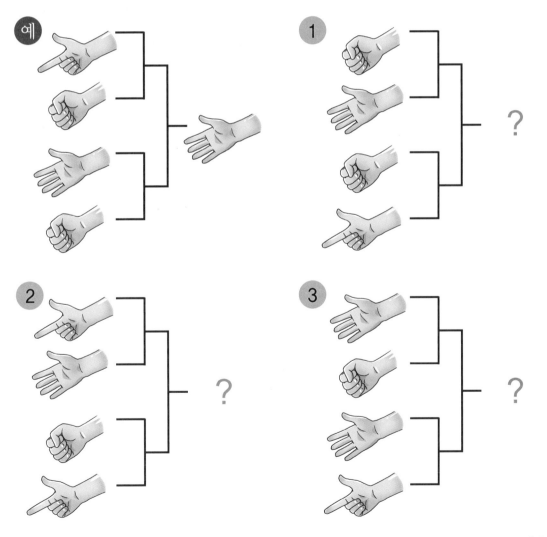

141

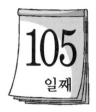

105 일째 숫자판 헤아리기

주의집중 내용 파악

월   일

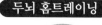
두뇌 홈트레이닝

아래에 있는 숫자판에 여러 가지 숫자가 흩어져 있네요. 순서대로 1부터 25번까지 손가락으로 짚어가면서 "하나, 둘, 셋..."하면서 헤아려 봅시다. 얼마나 빨리 찾고 헤아릴 수 있나요? 한글로 된 숫자도 찾아야 합니다.

이십	13	6	칠	17
23	12	19	5	3
16	11	4	14	18
10	일	21	22	2
이십사	9	15	8	25

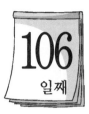

106 일째

점을 따라 긋기

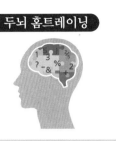

주의집중
공간적 내용 파악

월   일

1부터 숫자를 따라 순서대로 정해진 점을 잇는 선을 그어 봅니다. 어떤 모양이 나올지 대충 짐작이 되시나요?

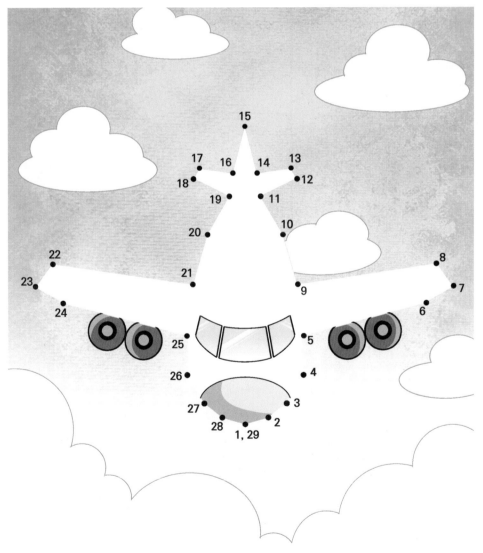

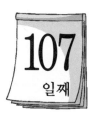

107 돈 계산하기

일째

주의집중 및 계산력

월   일

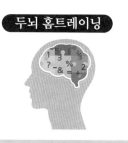

바닥에 지폐와 동전들이 어지럽게 놓여 있습니다. 저금통이라도 깬 모양입니다.
앞뒷면을 잘 살펴보세요. 그런데 가만있어 보자. 이게 모두 얼마일까요?

원

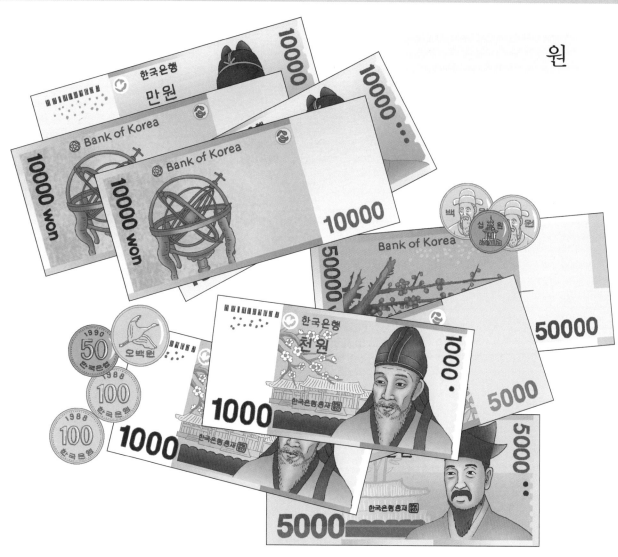

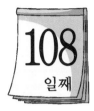

108 일째

따라읽기 / 따라쓰기

언어 표현과 이해하기

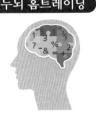

월   일

좋은 글은 몸가짐과 마음가짐을 바르게 하는데 도움이 됩니다. 그리고 좋은 글을 따라 읽고, 따라 쓰다 보면 어느새 자신의 마음도 평온해지고, 긍정적으로 바뀝니다.

읽기   아래 문장을 천천히 음미하면서 읽어 봅니다.

일 년 365일에 동지, 하지, 춘분, 추분은 해가 길고 짧음을 알게 하고 상현, 하현, 보름, 그믐, 초하루는 달의 바퀴가 굴러감을 알게 한다네.

쓰기   다음 글자 위에 펜으로 따라 쓰세요.

세월은 본디 길고 오래건만

마음 바쁜 이가 스스로 짧다 하느니.

천지(天地)는 본디 넓고 넓건만

마음 속된 이가 스스로 좁다 하느니.

아, 바람과 꽃과 눈(雪)과 달(月)은

본디 한가롭건만

악착한 사람이 스스로 번거롭다 하느니.

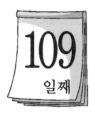

16주차

109 일째 주사위 숫자 더하기

두뇌 홈트레이닝

상황 유추하기
계산하기

월   일

주사위를 던지면 나오는 눈금의 숫자와 반대편의 숫자를 합치면 항상 7이 된다는 사실을 아시나요? 만약 앞면의 숫자가 1이라면 반대편의 숫자는 6인 것입니다. 이런 식으로 한번 더 생각해서 주사위 뒷면의 숫자들을 계산해 보세요.

예
뒷면6 · + 뒷면3 ·· - 뒷면4 ·· = 6+3-4 **5**

1   + - =

2   + + =

3   + - =

점을 따라 긋기

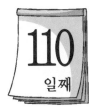

110 일째

주의집중
공간적 내용파악

두뇌 홈트레이닝

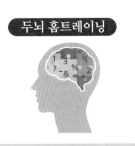

월 일

1부터 숫자를 따라 순서대로 정해진 점을 잇는 선을 그어 봅니다. 어떤 모양이 나올지 대충 짐작이 되시나요?

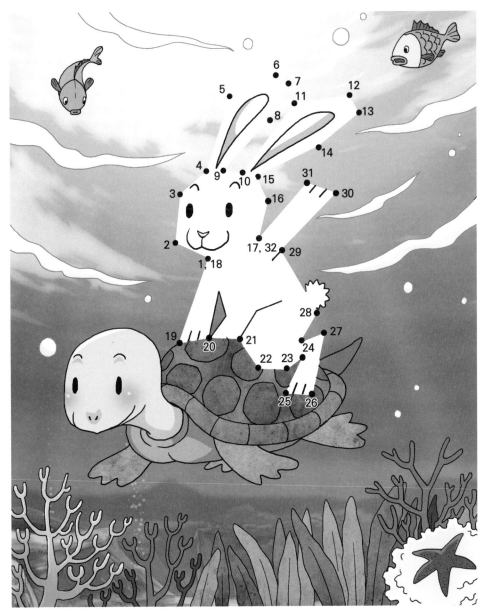

111 일째 색깔과 단어 매치

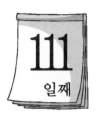

두뇌 홈트레이닝

언어 및 시각 이해와 결합

월 일

빨강, 노랑, 파랑, 초록, 검정, 주황, 하양. 많은 글자들이 있습니다. 그런데 글자와 글자의 색이 일치하는 것도 있고, 아닌 것도 있네요. 빨강이라고 표시된 글자가 빨간 색이라면 일치하는 것입니다. 일치하는 글자에 동그라미를 쳐 보세요.

초록	노랑	초록	검정	하양
초록	파랑	빨강	노랑	검정
빨강	노랑	파랑	하양	파랑
검정	초록	빨강	빨강	노랑
하양	파랑	초록	빨강	빨강
노랑	파랑	하양	검정	빨강

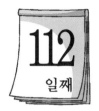

숫자판 헤아리기

112
일째

| 주의집중 |
| 내용 파악 |

월   일

아래에 있는 숫자판에 여러 가지 숫자가 흩어져 있네요. 순서대로 1부터 25번까지 손가락으로 짚어가면서 "하나, 둘, 셋..."하면서 헤아려 봅시다. 얼마나 빨리 찾고 헤아릴 수 있나요? 한글로 된 숫자도 찾아야 합니다.

22	20	15	육	3
8	24	4	14	23
십삼	18	10	16	9
25	5	1	이	12
19	십칠	7	11	21

뇌가 좋아하는 스텝 더하기 빼기(+ −) 놀이

1 스텝 운동을 하면서 더하거나 빼기를 하는 것입니다.

2 바닥에 오르내릴 만한 무언가를 놓습니다. 마땅한 것이 없으면 수건을 두 번 접어놓습니다.

3 더하기를 한다면 0부터 시작해서 3씩 더해갑니다. 한걸음 올라가면서 3, 내려오면서 6, 9, 12, 15, 18... 하는 식으로 말입니다.

4 큰 소리로 답을 말합니다. 스텝은 힘차게 밟으면서 동작을 멈추지 말고 씩 씩하게 하세요.

5 99까지 다하면 잠깐 쉬었다가 다시 하도록 합니다.

6 이번에는 빼기(−)를 해 봅니다. 빼기는 99부터 반대로 3씩 빼면서 움직입니 다. 한걸음 올라가면서 96, 내려오면서 93... 하는 식입니다.

7 동작이 멈추지 않는 것이 최우선입니다. 그러니 숫자가 생각나지 않으면 생 각하면서 계속 스텝을 밟도록 합니다.

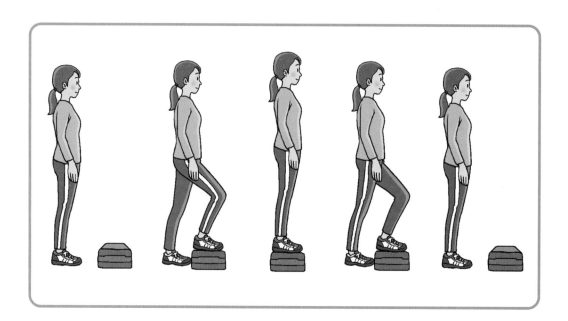

BRAIN
TRAINING

두뇌 홈트레이닝

부록 마음이 편안해지는 컬러링

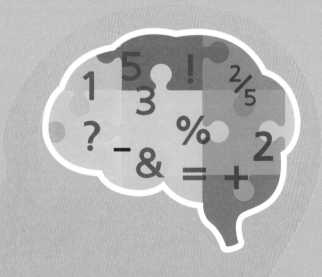

컬러링

색연필과 펜만 있으면 자유롭게 당장 시작할 수 있습니다.
색칠하다보면 자신도 모르게 정신 집중과 이완을 통한
기분전환과 스트레스 해소 효과를 얻을 수 있습니다.

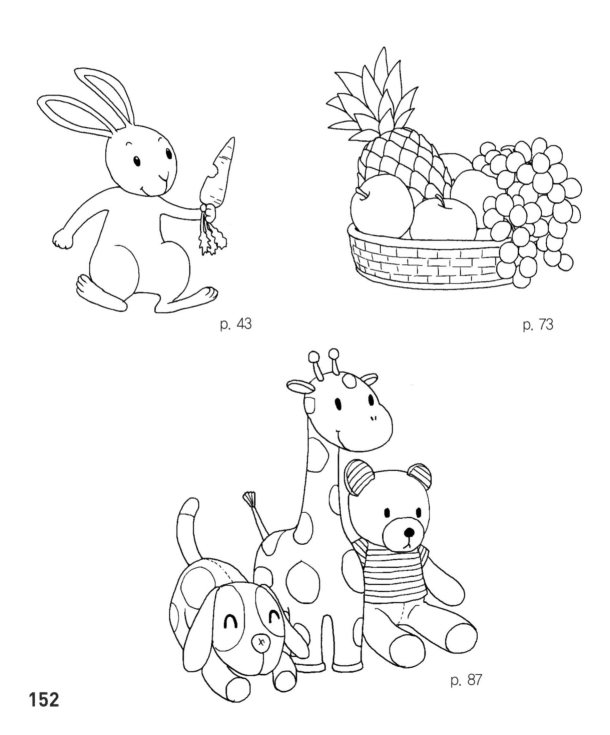

p. 43

p. 73

p. 87

색을 칠하는 데 정답은 없습니다. 다만 색칠하다가 막히는 부분이 생길 때는
그림 아래 표시된 페이지의 컬러를 참고하시길 바랍니다.

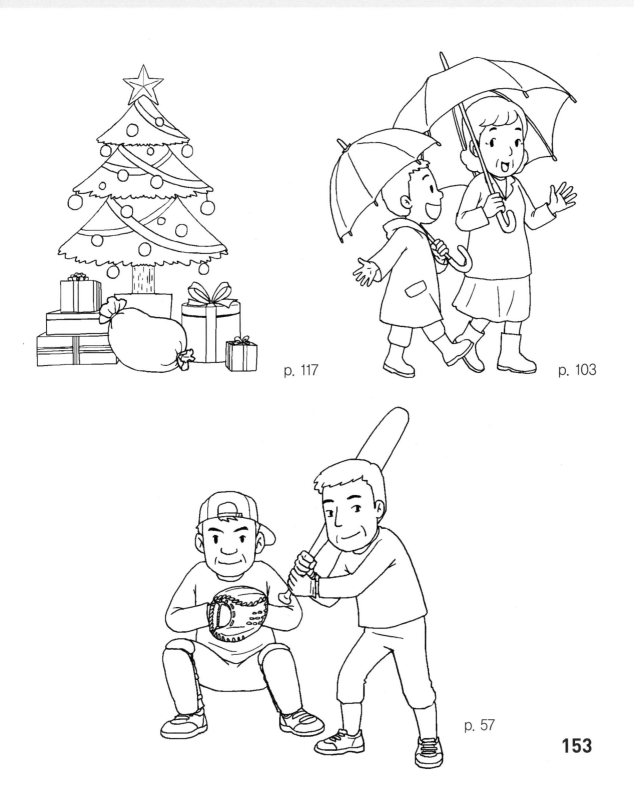

p. 117

p. 103

p. 57

색연필과 펜만 있으면 자유롭게 당장 시작할 수 있습니다.
색칠하다보면 자신도 모르게 정신 집중과 이완을 통한
기분전환과 스트레스 해소 효과를 얻을 수 있습니다.

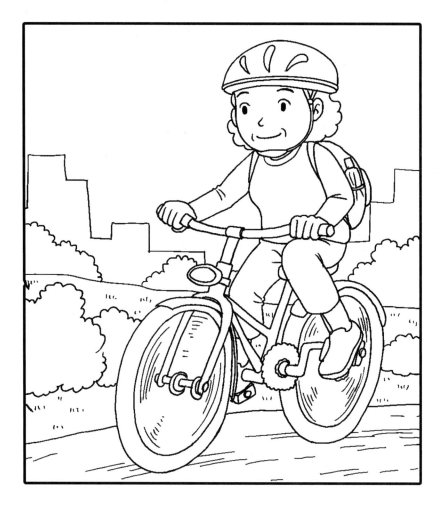

p. 39

색을 칠하는 데 정답은 없습니다. 다만 색칠하다가 막히는 부분이 생길 때는
그림 아래 표시된 페이지의 컬러를 참고하시길 바랍니다.

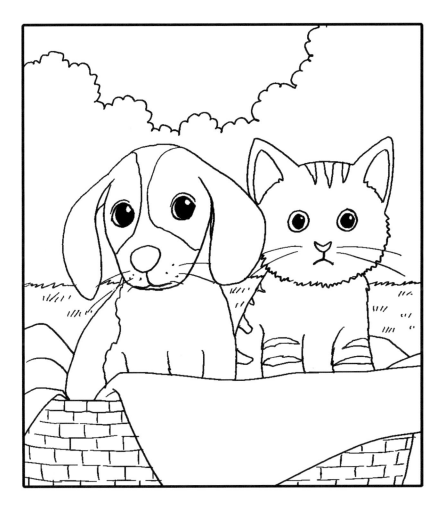

p. 69

컬러링

색연필과 펜만 있으면 자유롭게 당장 시작할 수 있습니다.
색칠하다보면 자신도 모르게 정신 집중과 이완을 통한
기분전환과 스트레스 해소 효과를 얻을 수 있습니다.

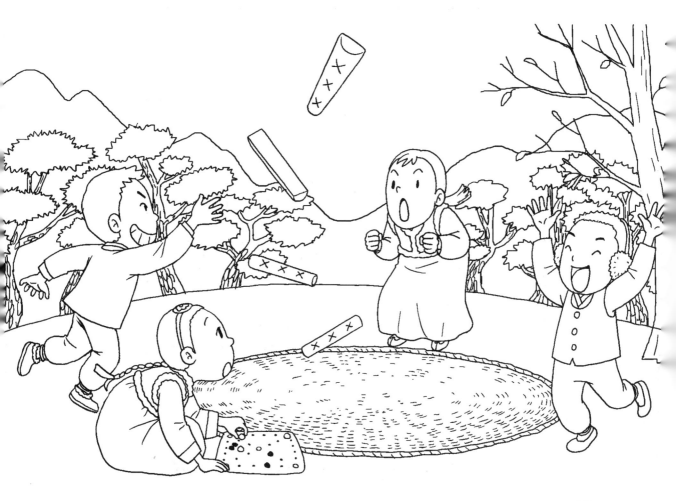

p. 32

색을 칠하는 데 정답은 없습니다. 다만 색칠하다가 막히는 부분이 생길 때는
그림 아래 표시된 페이지의 컬러를 참고하시길 바랍니다.

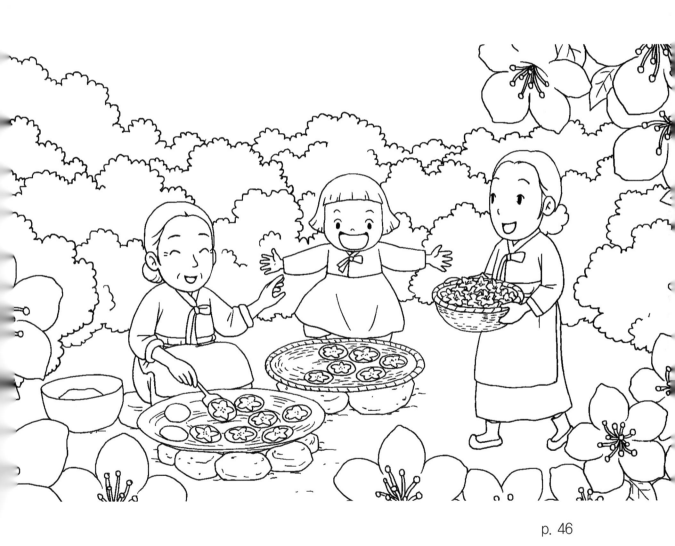

p. 46

157

컬러링

색연필과 펜만 있으면 자유롭게 당장 시작할 수 있습니다.
색칠하다보면 자신도 모르게 정신 집중과 이완을 통한
기분전환과 스트레스 해소 효과를 얻을 수 있습니다.

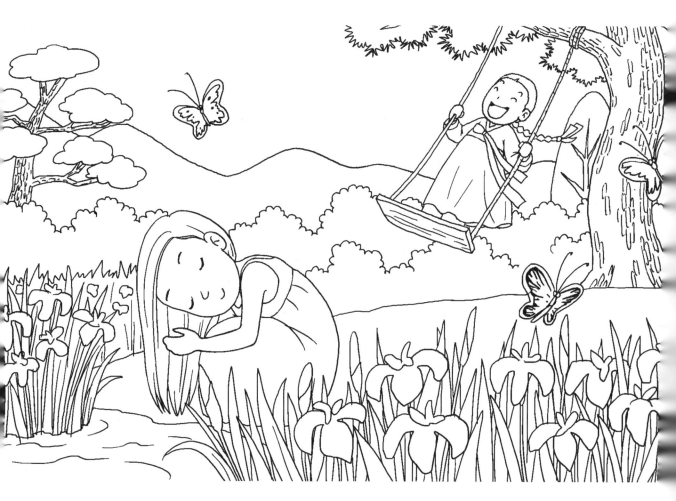

p. 62

색을 칠하는 데 정답은 없습니다. 다만 색칠하다가 막히는 부분이 생길 때는
그림 아래 표시된 페이지의 컬러를 참고하시길 바랍니다.

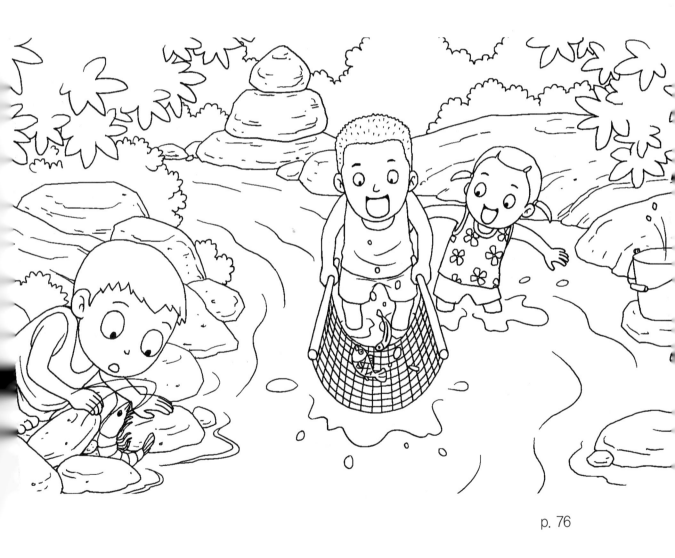

p. 76

컬러링

색연필과 펜만 있으면 자유롭게 당장 시작할 수 있습니다.
색칠하다보면 자신도 모르게 정신 집중과 이완을 통한
기분전환과 스트레스 해소 효과를 얻을 수 있습니다.

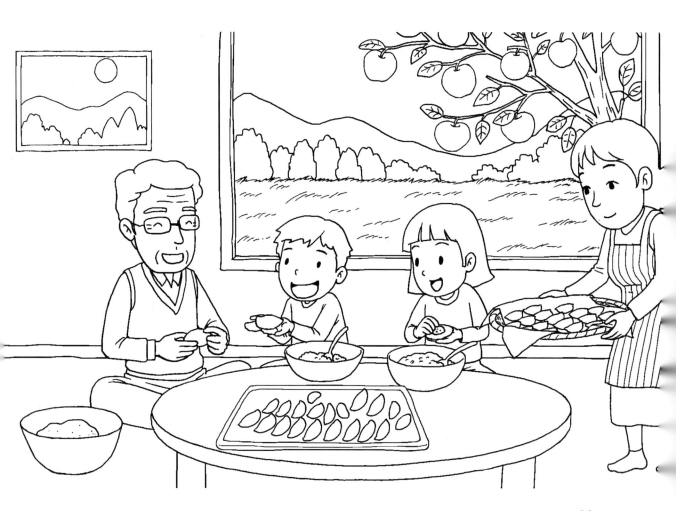

p. 92

색을 칠하는 데 정답은 없습니다. 다만 색칠하다가 막히는 부분이 생길 때는
그림 아래 표시된 페이지의 컬러를 참고하시길 바랍니다.

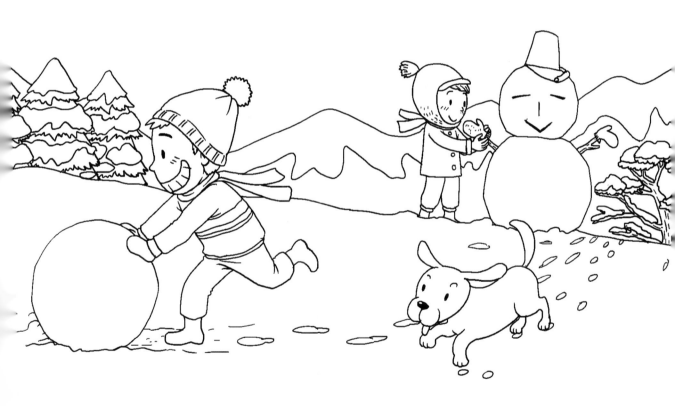

p. 106

컬러링

색연필과 펜만 있으면 자유롭게 당장 시작할 수 있습니다.
색칠하다보면 자신도 모르게 정신 집중과 이완을 통한
기분전환과 스트레스 해소 효과를 얻을 수 있습니다.

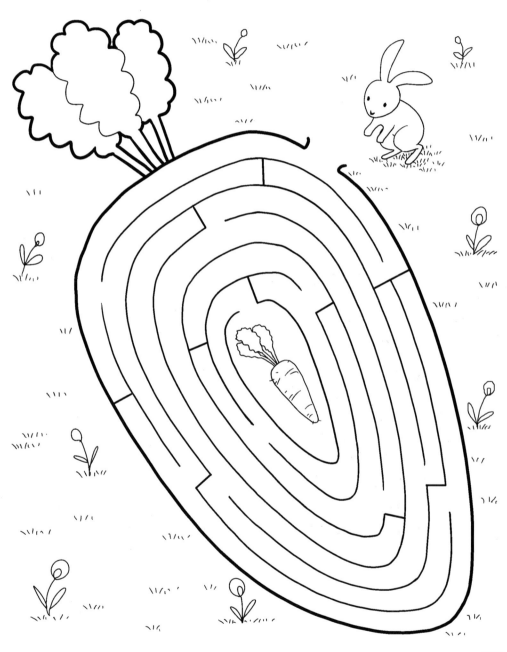

p. 122

색을 칠하는 데 정답은 없습니다. 다만 색칠하다가 막히는 부분이 생길 때는
그림 아래 표시된 페이지의 컬러를 참고하시길 바랍니다.

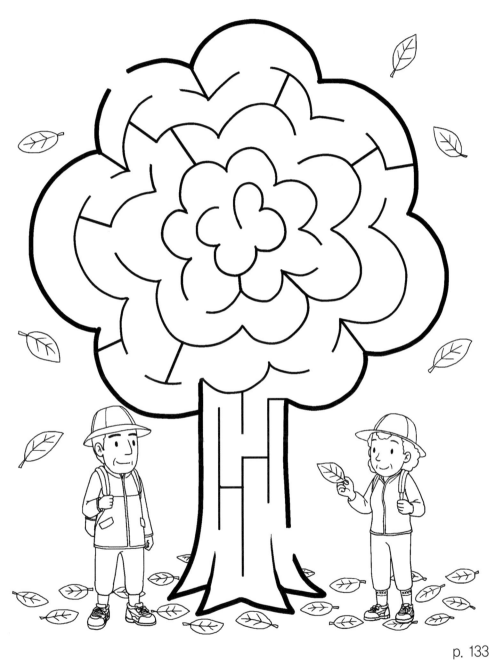

p. 133

두뇌 홈 트레이닝 답안지

답안지에 따로 답을 명시하지 않는 것들은 쉽게 답을 찾으실 수 있는 것들입니다.

1주차	1일째	2일째	3일째	4일째	5일째	6일째	7일째
	p.166 참조	67,700원	읽고 써 보세요	기본 연산입니다	①H,E②C,J ③D,I ④A,B	①바위 ②바위 ③가위	순서대로 찾아 보세요

2주차	8일째	9일째	10일째	11일째	12일째	13일째	14일째
	1번	82,620원	읽고 써 보세요	①3 ②10 ③2	2번	컬러에 유의하면서 표시하세요	순서대로 찾아 보세요

3주차	15일째	16일째	17일째	18일째	19일째	20일째	21일째
	p.166 참조	73,210원	읽고 써 보세요	기본 연산입니다	①E,B②A,B ③F,H④G,E	①가위 ②보 ③바위	순서대로 찾아 보세요

4주차	22일째	23일째	24일째	25일째	26일째	27일째	28일째
	3번	126,760원	읽고 써 보세요	①5 ②10 ③1	2번	컬러에 유의하면서 표시하세요	순서대로 찾아 보세요

5주차	29일째	30일째	31일째	32일째	33일째	34일째	35일째
	p.166 참조	87,780원	읽고 써 보세요	기본 연산입니다	①A,B②G,D ③G,F④E,H	①가위 ②가위 ③보	순서대로 찾아 보세요

6주차	36일째	37일째	38일째	39일째	40일째	41일째	42일째
	4번	87,410원	읽고 써 보세요	①6 ②11 ③1	3번	컬러에 유의하면서 표시하세요	순서대로 찾아 보세요

7주차	43일째	44일째	45일째	46일째	47일째	48일째	49일째
	p.166 참조	133,250원	읽고 써 보세요	기본 연산입니다	①C,H②J,G ③D,E④I,E	①보 ②보 ③바위	순서대로 찾아 보세요

8주차	50일째	51일째	52일째	53일째	54일째	55일째	56일째
	2번	75,370원	읽고 써 보세요	①4 ②11 ③2	1번	컬러에 유의하면서 표시하세요	순서대로 찾아 보세요

9주차	57일째	58일째	59일째	60일째	61일째	62일째	63일째
	p.166 참조	104,170원	읽고 써 보세요	기본 연산입니다	①E,J ②H,G ③D,A④B,C	①보 ②가위 ③바위	순서대로 찾아 보세요
10주차	64일째	65일째	66일째	67일째	68일째	69일째	70일째
	1번	74,210원	읽고 써 보세요	①1 ②10 ③2	3번	컬러에 유의하면서 표시하세요	순서대로 찾아 보세요
11주차	71일째	72일째	73일째	74일째	75일째	76일째	77일째
	p.166 참조	126,610원	읽고 써 보세요	기본 연산입니다	①B,E,G ②B,C,J ③D,H,C ④H,D,B	①바위 ②가위 ③바위	순서대로 찾아 보세요
12주차	78일째	79일째	80일째	81일째	82일째	83일째	84일째
	4번	92,360원	읽고 써 보세요	①5 ②8 ③1	4번	컬러에 유의하면서 표시하세요	순서대로 찾아 보세요
13주차	85일째	86일째	87일째	88일째	89일째	90일째	91일째
	잘 찾아가 보세요	187,680원	읽고 써 보세요	기본 연산입니다	①B,G,J ②A,B,G ③G,E,D ④J,D,C	①가위 ②가위 ③보	순서대로 찾아 보세요
14주차	92일째	93일째	94일째	95일째	96일째	97일째	98일째
	잘 찾아가 보세요	121,810원	읽고 써 보세요	①0 ②11 ③0	잘 찾아가 보세요	컬러에 유의하면서 표시하세요	순서대로 찾아 보세요
15주차	99일째	100일째	101일째	102일째	103일째	104일째	105일째
	잘 찾아가 보세요	273,310원	읽고 써 보세요	기본 연산입니다	①E,B,H ②I,B,E ③D,B,E ④C,E,J	①보 ②바위 ③가위	순서대로 찾아 보세요
16주차	106일째	107일째	108일째	109일째	110일째	111일째	112일째
	순서대로 이어보세요	102,960원	읽고 써 보세요	①1 ②10 ③4	순서대로 이어보세요	컬러에 유의하면서 표시하세요	순서대로 찾아 보세요

165

틀린그림 찾기 정답

1일째 p. 32 참조

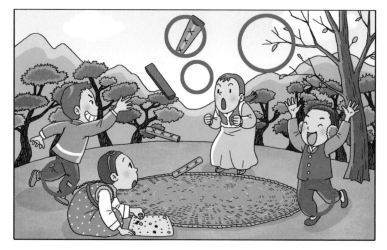

15일째 p. 46 참조

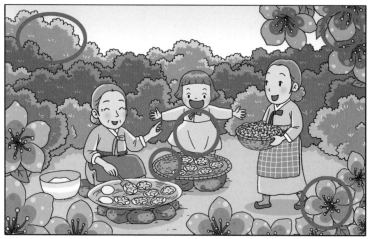

29일째 p. 62 참조

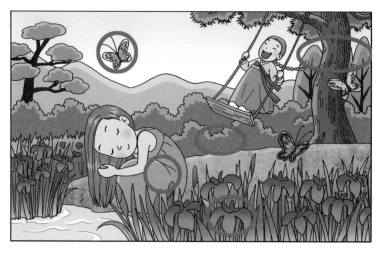

43일째 p. 76 참조

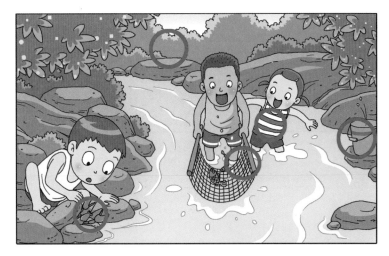

57일째 p. 92 참조

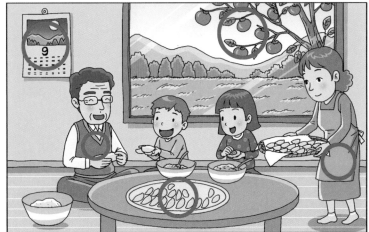

71일째 p. 106 참조

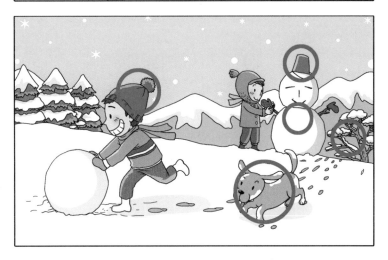

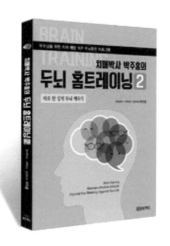